Co-Production in
Psychiatric and Mental Health Nursing Process

クライエントとともに創る
コプロダクション型精神看護過程

基礎知識・事例&計画シートで実践に活かす

木戸芳史 編著

序

「コプロダクション…？」。初めて聞いたあなたは，まずどんなことを思ったでしょうか？「ああ，また新しい横文字か」「きっとまた，ごちゃごちゃとした難解なものなんだろうなあ」「また新しいもの好きが，海外から新しい考え方を日本にもってきたのか」「一時期は流行るんだろうけど，どうせ日本の臨床にあわなくて廃れていくんじゃないかなあ」なんて，思わなかったでしょうか？　私は少しひねくれた性格なのか，そんなことを思ってしまいました。なぜなら，この原稿を書いている2023年からさかのぼって，この10年ほどの間にもいくつもの「横文字」が精神看護の業界に紹介され，みんな頑張って勉強はしてみるものの，現実のケアはあまり変わっていかない，ということを繰り返してきたからです。

　看護師は基礎教育（看護師免許を取得するまでの教育）において，問題解決志向システム（Problem Oriented System：POS）に基づく包括的アセスメント及びケア計画の立案・実践・評価からなる看護過程（Nursing Process）というものを学修しています。日本の精神科では看護過程を展開するにあたり，オレム-アンダーウッドのセルフケア理論に基づくアセスメントを行うのが一般的ですが，これは看護師たちがクライエントのセルフケアを5〜7の領域別（施設によって多少運用が異なる）にアセスメントするものです。看護師たちは症状や障がいによってクライエントに不足しているセルフケアを特定し，その不足を代償しつつ，少しでも自立に向かえるように看護を提供してきました。

　長らくこの問題解決志向の看護過程には変化がありませんでしたが，2000年代に欧米からやってきた「リカバリー」と「ストレングスモデル」という2つの概念が日本の看護界で注目を集め，これに基づいた看護実践モデルが提唱されるようになりました。これらは平成26年度から看護師国家試験の出題基準となり，あっという間に全国の精神科臨床に普及していきました。看護師がクライエントをとらえる視点に大きな変革をもたらし，ケアを提供する看護師のスタンスやクライエントとのかかわり方を大きく変えていったのです。しかし，前述したセルフケア理論とストレングスモデルでは，前者が「問題点を見つけて解決していく」，後者が「クライエントの希望を基本に，強みを活かしていく」という点においては一部相反する内容を含んでいます。私たち看護師は，ここ数年，これらの矛盾をどう調整し，看護過程にどのように組み込んでいくのがよいかを模索してきました。

　そのようななか，令和5年版の看護師国家試験出題基準が公開されました。ここでは新たに，「コプロダクション（共同創造）」や「共同意思決定」という用語が出題基準に加わっています。このとき私は思いました。これこそが「リカバリー」を意識し，「ストレングスモデル」に基づいた実践をするために必要な，セルフケア理論とも統合できる，これからの時代の精神科における看護過程のあり方を示すものではないだろうかと。

本書では，原語である Co-production を「コプロダクション」と訳しました。Co-production が日本に紹介され始めた頃には，「共同創造」や「共創造」が日本語訳として提案されたことがありましたが，なかなか市民権を得られぬまま現在に至っています。欧米で出版された書籍を読む限り，コプロダクションには「共同して創る」以外の大切な要素もたくさん含まれており，日本語に訳すことでそれらが見落とされる可能性がありました。本書でカタカナ英語を用いたのはそのような理由からです。実は，「リカバリー」も「ストレングスモデル」も，日本においてカタカナ英語のままで用いられているのは，これと同じような理由なのではないかと思っています。

　なお，「コ・プロダクション」と点を入れたままのカタカナで紹介されたこともありましたが，日本語で読むときには「こぷろだくしょん」と発声することと，文字入力する際に毎回「・」を入力するのが非常に面倒だというご指摘を多くいただき，用いやすさから，本書では「コプロダクション」としました。

　また本書では，英語である「Recovery」を「回復」とは訳さずに「リカバリー」と表現していますが，その理由は第 1 章（p.7）で説明しています。カタカナで表現する際には，「リカバリ」と「リカバリー」のどちらも見かけるかと思いますが，本書では「リカバリー」としています。これについては特段の意味はなく，何となく響きがよいからです。

　少し脱線してしまいました。では，コプロダクション型の精神看護過程とはどのようなものなのでしょうか？　難解な知識が必要な，臨床では到底できない難しい実践なのでしょうか？　実はそのようなことはなく，「コプロダクション」という用語をまったく知らなくても，これまで自然に実践している看護師は多くいます。本書では，コプロダクション型精神看護過程とは何か，コプロダクション型精神看護過程の大前提となる治療的関係の構築に立ち戻りながら，新時代の精神看護を支えるスタンダードについて説明していきます。

　最後に，本書では私たちがサービスを提供する相手である対象者について，従来のような「患者さん（patient）」や「利用者さん（customer）」，あるいは「当事者（一語で表現できる適切な英訳がないそうです）」といった表現を使いませんでした。どの用語を用いるかは時代によって変化しているのですが，本書では「クライエント（client）」という表現を用いています。これは，クライエントという表現に「相談の依頼者」という意味があるからですが，看護師が一方的にサービスを提供するモデルから脱却し，双方が対話をしながら一緒に取り組んでいく「コプロダクション型精神看護過程」には，クライエントという表現が相応しいと考えました。もちろん，臨床実践のなかで「クライエント」という用語を用いることはなかなか馴染まないかもしれません。しかし，気持ちのなかでは「患者さん」ではなく，「クライエント」という感覚でいていただけると嬉しく思います。

　2023 年 7 月

木戸芳史

Contents

第 1 章 ： コプロダクション型精神看護過程を実践するための基礎知識

第 2 章 ┊ コプロダクション型精神看護過程

第3章 ⋮ 実践活用事例

第 1 章

コプロダクション型
精神看護過程を実践するための
基礎知識

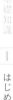

1 はじめに
～コプロダクションと既存の理論モデルとの関係性～

1 リカバリーとストレングスモデルによる変化

　本書を手に取った人の多くは，バイオ・サイコ・ソーシャルモデル（Biopsychosocial Model：BPSモデル）（p.32），オレム-アンダーウッドのセルフケア理論（p.35），リカバリー（Recovery）（p.7），ストレングスモデル（Strength Model）（p.15）といった用語をどこかで聞いたことがあると思います。言うまでもなく，これらは現代日本において精神看護を提供する際の基本となるものですが，単語を聞いたことがあるレベル，何となく知っているけれども説明はできないレベル，説明ができ実践に活かしているレベル，とさまざまな人が本書をお読みになっているのではないでしょうか。

　特に，2000年代くらいから日本でも広く紹介されるようになったリカバリー，次いで紹介されたストレングスモデルは，「入院医療中心から地域生活中心へ」という厚生労働省の精神保健医療福祉の改革ビジョン（2004年）のスローガンなどと相まって話題となり，精神看護における新しい視点，新しいスタンダードとして，あっという間に全国の精神科看護師に普及していきました。これらは平成26年度から看護師国家試験出題基準にも含まれるようになり，看護師として身につけなければならない必須の知識・技術になったのです。

　ストレングスモデルはもともと福祉領域で発展したものですが，日本においては看護実践において用いやすい様式にアレンジされたストレングス・マッピングシートという独自の進化を遂げ，看護実践のあり方を変えていきました。少し大袈裟に言えば，2010年頃を境に，精神看護のあり方そのものがリカバリー志向に変わっていったのです（図1）。

　しかしこの時点では，看護計画の多くはまだ，"看護師"がクライエントのリカバリーの

図1　2010年頃を境とした精神看護過程の変化

```
2010年以前
セルフケア理論に基づく          →    看護計画の立案・評価
アセスメント                          （看護師が行う）

2010年頃～
希望とストレングスに立脚した      →    ストレングスモデルに立脚した
セルフケア理論に基づく                看護計画の立案・評価
アセスメント                          （看護師が行う）
```

イメージやゴールを理解し，クライエントをストレングスモデルでとらえたうえで，"看護師"がケア計画を立案し，実施し，評価するものでした。つまり，クライエントが看護計画の立案に主体的に関与することはなく，看護計画は「看護師による看護師のためのもの」でした。クライエントは自分へのケアがどのような計画のもとに実行されているのかを知ることはなく，日々のケアの提供を受けていたのです。詳しくは後述しますが，このままではいくつかのリカバリーに必要な要素を促進することができていないことになります。また，ストレングスモデルは既に普及していた問題解決志向システム（Problem Oriented System：POS）やセルフケア理論に基づいた看護計画との相性が必ずしもよいわけではなく，臨床現場での統合的な応用にはひと工夫が必要でした。

2　コプロダクションの登場

そのようななか，また新しい概念が海外から日本にやってきました。2016年に国が関与する大きな研究のタイトルに，「当事者との共同創造（co-production）」という用語が用いられたのです。そして，このコプロダクション（Co-production）の考え方（p.46）こそが，既存の理論モデルを統合し，かつクライエントのリカバリーに必要な要素を満たす「コプロダクション型精神看護過程」の中核なのです（図2）。

図2　2020年頃を境とした精神看護過程の変化

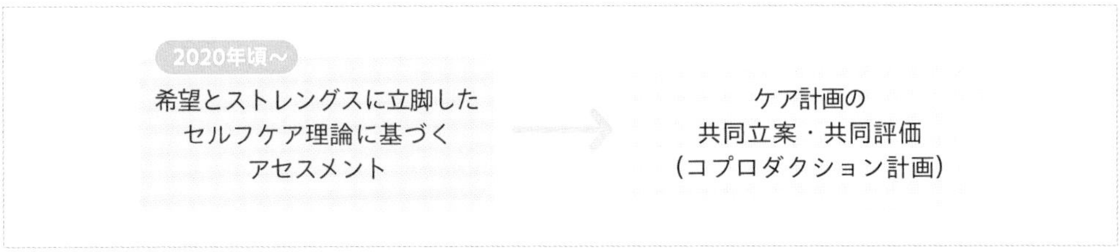

```
2020年頃〜
希望とストレングスに立脚した          ケア計画の
セルフケア理論に基づく      →        共同立案・共同評価
アセスメント                        （コプロダクション計画）
```

本書で皆さんにお伝えする「コプロダクション型精神看護過程」は，これまで用いてきたいくつかの理論モデルから独立している実践モデルではありません。既存の理論モデルを基本にして，看護実践により上手に組み込むための方法だと考えると理解しやすいかもしれません。

3 コプロダクションとリカバリー，ストレングスモデルの関係

　図3は，クライエントの支援に必要な情報収集からアセスメント，そしてアセスメントに基づいた看護計画の立案までの流れを，そこで用いる理論モデルとともに示しています。ただし，ここに示したリカバリーとストレングスモデルは非常に表面的なものであり，コプロダクション型精神看護過程を実践するためには，この2つの理論モデルについてもう少し深く知る必要があります。

　ところで皆さんは，リカバリー，ストレングスモデルについて説明を求められたとき，どのように説明しているでしょうか。もし図4のようにあなたが理解し，それを誰かに説明していたとしたら，これから解説していくコプロダクション型精神看護過程はあまり意味のないものになってしまうかもしれません。

図3　精神看護で用いられる理論モデルと看護過程の関係

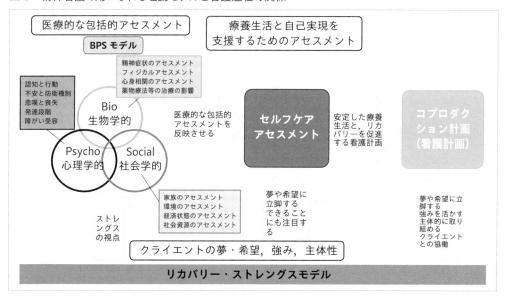

図4　リカバリーとストレングスモデルをどのように説明しているか

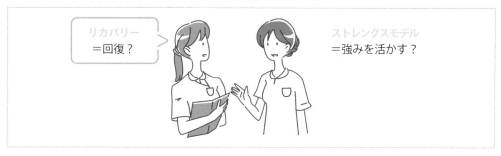

図5は，リカバリー，ストレングスモデル，コプロダクション型精神看護過程の関係性について簡単に示したものです。端的に表現すると，リカバリーはクライエントへの支援のゴールとして目指す方向性やプロセス，ストレングスモデルはクライエントのリカバリーを支援するために必要な支援者のスタンスや，クライエント及びその周囲のとらえ方ということができます。

　しかし，このような説明に対し，ストレングスモデルの原典を熟読された方は違和感を覚えるかもしれません。ここで少し注意しておきたいのは，ラップ（Charles A. Rapp）とゴスチャ（Richard J. Goscha）が著した『ストレングスモデル』（第3版の日本語版は2014年刊）には，ストレングスモデルに基づいた実践方法も提案されており，一見すると，本書で説明する「コプロダクション型精神看護過程」に非常に似ている内容が含まれているということです。そういう意味では，ストレングスモデルは支援者のスタンスやとらえ方を越えて，実践までをも含んでいるモデルということができます。

　それではなぜ，本書ではストレングスモデルを支援者のスタンスやクライエント及びその周囲のとらえ方として扱い，実践の部分をわざわざ「コプロダクション型精神看護過程」などと別物のように扱っているのでしょうか。

図5　リカバリー，ストレングスモデル，コプロダクションの関係性

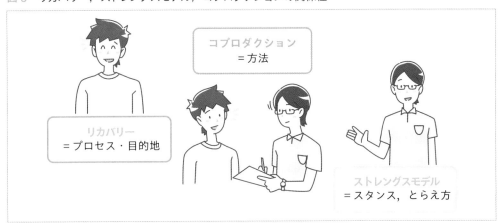

4　ストレングスモデルと看護過程

　私たち看護師には，看護過程（Nursing Process）という，先人たちが開発し，受け継がれ，進化を遂げ，現在も日常的に用いている看護学全領域にわたる看護ケアの提供システムがあります。そして，精神看護における看護過程の展開において中心になるのは，精神医学を含めた医学全般，心理学，社会学などの専門的知識を基盤にした看護アセスメントである

ことはいうまでもありません。その点において，ラップとゴスチャが著した『ストレングスモデル』は，看護師を対象にして書かれているわけではないので，看護師による客観的なアセスメントに基づく看護ケアの提供システムのあり方と，時に相反してしまうストレングスモデルに基づく実践方法とをどのように調整しケア計画に反映させていくのか，という点が課題として残るのです（表1）。

表1 ストレングスモデルに基づく実践方法と看護ケアの提供システムの違い

看護師による客観的なアセスメントに基づく実践方法	ストレングスモデルに基づく実践方法
・クライエントが抱えている問題点（Problem）に焦点を当てる ・クライエントの抱えている問題点を解決することを目標とする ・BPSモデルやセルフケア理論による看護アセスメントから問題点を抽出する	・クライエントの経験や強みに焦点を当てる ・クライエントの夢や希望を叶えることを目標とする ・客観的な看護アセスメントや看護過程といった看護提供システムとの調整については議論されていない

　つまり，本書で説明する「コプロダクション型精神看護過程」は，リカバリーとストレングスモデルという2つの理論モデルを，従来の精神看護における客観的アセスメントや既存の看護過程の枠組みと調和させる，「クライエントのリカバリーの促進を目指した，客観的アセスメント及びストレングスモデルに基づく，看護計画の立案・実施・評価（看護過程）を行う方法」なのです。

　本書では第2章において，この「コプロダクション型精神看護過程」の実践方法について説明していきますが，その前提にはリカバリー，ストレングスモデルなどいくつかの理論や実践モデルに対する理解と整理が必要です。第1章ではこれらについて確認していきましょう。

［参考文献］
・萱間真美：リカバリー・退院支援・地域連携のためのストレングスモデル実践活用術. 医学書院，2016.
・チャールズ・A・ラップ，リチャード・J・ゴスチャ著，田中英樹監訳：ストレングスモデル リカバリー志向の精神保健福祉サービス，第3版. 金剛出版，2014.

2 リカバリー
～看護によって促進するクライエントのアウトカム～

1 リカバリー（パーソナル・リカバリー）とは何か

　リカバリー（Recovery）は精神疾患をもつ当事者の手記を発端として，1980年代から米国を中心に広がった概念です。では，いったいリカバリーとは何を指しているのでしょうか。

　リカバリーは1つの過程，生活の仕方，姿勢，日々への課題への取り組み方である。それは，完全な直線的過程ではない。ときに私たちの進路は気まぐれで，私たちはたじろぎ，後ずさりし，取り直し，そして再出発するのだ。必要なのは障害に立ち向かうことであり，新たな価値ある一貫性の感覚，障害の中で，あるいはそれを超えた目的を回復させることである。私たちが強く願っていることは，意義ある貢献ができる地域で生活し，仕事をし，人を愛することである。(Deegan, 1988)[1]

　リカバリーとは，人々が生活や仕事，学ぶこと，そして地域社会に参加できるようになる過程であり，またある個人にとっては障害があっても充実し生産的な生活を送ることができる能力であり，他の個人にとっては症状の減少や緩和である[2]。

　これらはリカバリーという概念を説明する代表的な表現です。これから説明していくように，リカバリーとはそれぞれの人がもつ主観であり，端的に説明できるようなものではありません。それでも，テキストなどでリカバリーについて端的に表現を求められるときには，次の表現が比較的よく用いられています。

　精神疾患を持つ者が，たとえ症状や障害が続いていたとしても，人生の新しい意味や目的を見出し，充実した人生を生きて行くプロセスである（Deegan, 1988；Anthony, 1993)[1,3]

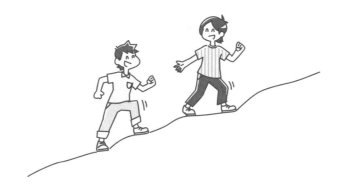

「リカバリー」という用語そのものは一般的な用語です。精神保健医療福祉領域だけで用いられる言葉ではないので，どの文脈で用いられているかで意味内容が異なることに注意が必要です。例えば，筋肉トレーニング後の「リカバリー」では，疲労物質や炎症物質などが取り除かれ，筋線維の修復が進むことを意味します。また，外科手術を終えた人が安静に過ごす部屋を「リカバリールーム」と呼びますが，この文脈での「リカバリー」も身体的な回復を意味します。こういった文脈でのリカバリーは，「クリニカル・リカバリー（Clinical Recovery）」と呼ばれます。精神保健医療福祉領域に携わっていない人にとっては，リカバリーという用語はむしろ，クリニカル・リカバリーを意味してしまうかもしれません。

対して，精神保健医療福祉領域の文脈でのリカバリーは「パーソナル・リカバリー（Personal Recovery）」と呼ばれ，身体的な回復だけを意味しているものではありません。たとえ心身の病気や障がいが続いていたとしても，自分の人生を取り戻そうとしているプロセスそのものなのです。

2 リカバリーと回復をめぐる勘違い

英語の「Recovery」もカタカナの「リカバリー」も，既存の日本語に置き換えようとすると「回復」と訳されてしまいがちです。しかし，「パーソナル・リカバリー」の場合，リカバリーを「回復」という言葉に置き換えてしまうと，どうしてもいくつかの勘違いが生まれてしまいます。ここでは，よくある勘違いと，それらがなぜ勘違いなのかについて説明していきます。

1 リカバリー ＝ 症状がなくなること？

違います。

前述したように，精神保健医療福祉領域におけるリカバリーとは，病気や障がいを経験

し，それらに伴うさまざまなつまずきのなかにあっても，いかに自分の人生を取り戻すべく生きているかというプロセスです。症状が消えてなくなること，症状が軽くなることがクライエントのリカバリーに必須というわけではありません。症状や障がいがあったとしてもリカバリーは進んでいくのです。

ただし，自分にとって大切にしたいこと，やりたいことが症状や障がいがあることによってできなくなっているクライエントも多くいます。そのようなクライエントにとっては，症状がなくなる，緩和することがリカバリーにとって大きな価値があるでしょう。

② リカバリー ＝ 精神保健医療福祉サービスを利用しなくなること?

違います。

クライエントは，リカバリーのプロセスを歩んでいくなかで，自分にとって必要だと考えている精神保健医療福祉サービスを引き続き利用するでしょう。例えば，定期的にデイケアに通所することによって色々な人から情緒的なサポートを受け，訪問看護によって自分では苦手なセルフケアをサポートしてもらう，これらが変わらず存在することによって，クライエントのリカバリープロセスが進むこともあるでしょう。

そして，リカバリーとは薬物療法が必要なくなることでもありません。抗精神病薬の服用を継続していることで精神症状が安定し続け，それがリカバリーの支えになっているクライエントは多くいます。服用している薬の内容や量は，主治医とのコミュニケーションのなかで変わったり減ったりするかもしれませんが，リカバリープロセスのなかで，クライエントはより目的意識をもって治療を利用するようになるでしょう。

③ リカバリー ＝ 自立すること?

違います。

私たちは病気のあるなしにかかわらず，誰でも相互に依存し合っているものです。そして，リカバリーは自立していることを必ずしも意味していません。それが家族であれ，友人であれ，看護師であれ，常に誰かに支えてもらっている状況であっても，リカバリープロセスは進んでいきます。後述するように，誰かにサポートしてもらうことはリカバリーにとって大切な要因なのです。

私たち看護師は，オレム-アンダーウッドのセルフケア理論（p.35）に基づいて，クライエントに「セルフケアの自立」を目標として押し付けがちです。しかし，「セルフケアの自立」がリカバリーの一助であることはあっても，クライエントにとってみれば絶対的に必要とされる要素ではないのです。

違います。

あるクライエントにとって，リカバリーとはフルタイムで仕事をすることかもしれませんが，別のクライエントにとっては自宅でのんびりと過ごすことかもしれません。また，別のクライエントにとってはボランティア活動をすることかもしれませんし，また別のクライエントは友人と遊びに行くことかもしれません。

そもそも，社会への「復帰」という表現はとても曖昧なものです。何をもって社会に復帰したとするのかについては，支援する側の価値観で決まるものではないでしょう。賃金がもらえる仕事ができなくても，家族の一員としてできることをする，それも社会への復帰かもしれません。そのクライエントにとって，後述する「その人らしい役割を担うこと」ができるようになることが社会復帰といえるのかもしれません。

ここまで，いくつかリカバリーをめぐる勘違いについて説明してきました。パーソナル・リカバリーの意味で用いられるリカバリーという言葉には，「回復」という二文字では表しきれない，多くの大切な意味が込められているということがおわかりいただけたと思います。

3 リカバリーのための指針

リカバリーについて SAMHSA（米国薬物乱用・精神保健管理局）は，表 2 に示した 10 の指針を示しています[4]。

表 2　リカバリーのための 10 の指針

● Hope（希望）
● Person-Driven（個人主導）
● Many Pathways（多様な道筋）
● Holistic（生活全体）
● Peer Support（仲間の支え）
● Relational（人間関係）
● Culture（文化）
● Addresses Trauma（トラウマへの対応）
● Strengths/Responsibility（強みと責任）
● Respect（敬意）

(Substance Abuse and Mental Health Services Administration (SAMHSA)：SAMHSA's working definition of recovery: 10 guiding principles of recovery. Department of Health and Human Services・USA, 2012. (https://store.samhsa.gov/sites/default/files/d7/priv/pep12-recdef.pdf))

このうち，コプロダクション型精神看護過程にも深く関連してくる，いくつかの指針について説明していきましょう。

1 希望（Hope）

- どんな状況にあっても，それを乗り越える理由を見つけることができれば，生き延びることができるのです。（Fergeson, 1992）[5]
- 人が希望なしに生きているとき（諦めてしまったとき）には，何かをなそうとする意思も同様に麻痺してしまいます。（Deegan, 1988）[1]
- 希望はリカバリーに欠くことができません。絶望は病気以上に私たちを無力にするからです。（Leete, 1993）[6]

希望をもっている人は，目標をもつと同時に，その目標を達成するための願望や自信，計画をもっています[7]。一方で，クライエントが希望を失い，絶望している状態では，何か新しいことにチャレンジしようという気は起きないでしょう。リカバリーを支援する者にとって，クライエントの希望を見出す支援は，優先的に取り組むべきものということができます。

特に，長期間に及ぶ入院をしているクライエントのなかには，「希望って言われても何も思いつかないよ」という人もいるでしょう。このようなとき，クライエントに必ずしも大きな希望をもってもらう必要はありません。「駅前に新しくできたハンバーガーショップに行きたい」「カラオケに行って歌いたい」といった手が届きそうな，少し頑張れば叶えられそうな希望でよく，それらが1つずつ叶っていくこと，あるいは叶えられなくても少し形を変えて再び新しい希望が生まれることがリカバリーにつながっていきます。

2 個人主導（Person-Driven）

- リカバリーに極めて重要なことは，その人が選択可能なものから選ぶ自由があるという信念を取り戻すことである。（Anthony, 1993）[3]
- 私自身の誤りを犯す権利を奪わないでください。私は私であり，あなたではありません。私は決断することができます。（Chris Shore, 2010）[8]

SAMHSAによる指針[4]ではPerson-Drivenについて，「自己決定と自己主導はリカバリーの基礎となるもので，クライエントが自らの人生の目標を定め，その目標に向かう自分なりの道を設計すること」と説明されています。

クライエントによっては，受けている治療のこと，日常生活のこと，将来のことなど，

自分にとって極めて大切なことであっても，自分自身で決めることができない環境にあることがあります。「自分の人生は，自分で決める」ということができるようになることは，クライエントのリカバリーにとって非常に大きな要素です。「人生」というと大袈裟なものになってしまいますが，いつ起床するのか，何を食べるのか，何を買うのか，どこへ行くのか，など生活の1つ1つを，誰かの助けを借りながらも自分で決めて実行するということがリカバリーにとって大切なのです。

　また，支援者からみてリカバリーに向かっているように見えていたとしても，クライエントにその実感が伴っていなければリカバリーとはいえません。逆に，支援者からみてリカバリーから遠ざかっているように見えていたとしても，クライエントがリカバリーを実感しているのであれば，それはリカバリーに向かっているということができます。

　繰り返しになりますが，リカバリーはクライエントの主観です。支援者から見て，目の前にたくさんの課題があったとしても，クライエントが充実した人生を実感できているのであれば，それはリカバリーなのです。

3　人間関係（Relational）

- 私の人生で最大の転機になったのは，私の病気を超えた何かを私の中に見つけてくれた重要な人物との間で形成された関係でした。彼らは，私に夢や希望や願望を明かすよう後押ししてくれました。（Cheri Bledose, 2010）[9]
- 人生の岐路にあって，私は支援者に恵まれました。彼らは自分の人生とリカバリーのために，妥当な選択をする力が私にはあると信じるよう励ましてくれたのです。（Scheire-Lurie, 1992）[10]

リカバリーのプロセスにおいて重要なことは，クライエントの力を信じ，希望や励ましを与え，クライエントが変化していくことを支えてくれる人々の存在と関与です。

　人間関係の大切さをあげていないクライエントの報告を見出すことは困難である，と多くの人が述べています。クライエントにとって支えや後押しになってくれる誰かの存在があることは，リカバリーの決定的な要素です。ここでの支えというのは，具体的に何かをしてくれるという意味にとどまらず，クライエントのリカバリーを信じ，励まし，後押しをするといった誰かからの心理的な支えを含んでいます。クライエントのリカバリーを信じてくれる存在がいること，それが家族であれ，看護師であれ，リカバリーには必要なのです。

4 強みと責任（Strengths/Responsibility）

- 私は日々の生活そのものの中に喜びを見出すことを学びました。私は子どもたちが成長していく姿を誇りをもって眺めました。(Keil, 1992)[11]
- 私が現在担っているのは，支援者としての役割のようです。クライエントではなく。(Glater, 1992)[12]

精神疾患を抱えることで，クライエントによっては自分が社会から必要とされなくなったかのような体験をすることがあります。そのような状況から，何らかの「患者」以外の日常生活での役割を担い，達成感を得ていくことがリカバリーにつながります。この「役割」は大それたものではなく，例えば上記の Keil（カイル）の例でいえば親として，Glater（グレーター）の例でいえば支援者としてなど，クライエントが責任をもってクライエント以外の役割を担うこともリカバリーにつながっていきます。

---

4 クライエントのリカバリーを意識して看護を提供するということとは

あなたが提供した看護ケアを評価しようとするとき，クライエントの何がどうなることをケアの結果（アウトカム）にしてきたでしょうか。例えば，幻覚や妄想などの精神症状が緩和すること，薬物療法が医師の指示通りにできていること，症状の再燃がなく再入院しないで過ごせていること，セルフケアが自立すること，皆さんはこれらを看護ケアのアウトカムとして評価してきたのではないでしょうか。

これらを「リカバリーを意識した看護」という視点でみると，実はアウトカムの一部，あるいはアウトカムに影響を与える要因に過ぎないということがわかると思います。リカバリーを意識したときのケアのアウトカムは，その先にある，希望，個人主導，人間関係，強みと責任などのリカバリーの指針が，クライエントの主観としてどのように変化したか，なのです（図6）。

ここまで述べてきたように，たとえ症状が続いていたとしても，変わらず薬物療法を続けながらでも，時には入院することがあったとしても，週に1回だけ買い物に行くだけで精一杯であっても，クライエントが主観的にこれらのリカバリー要素に満足することができていれば，リカバリーは進んでいるのです。

リカバリーは，クライエントにとっての目的地であり，私たちの看護ケアによって支援する方向性でもあるということができるでしょう。

図6　リカバリーに向けて支援するところ

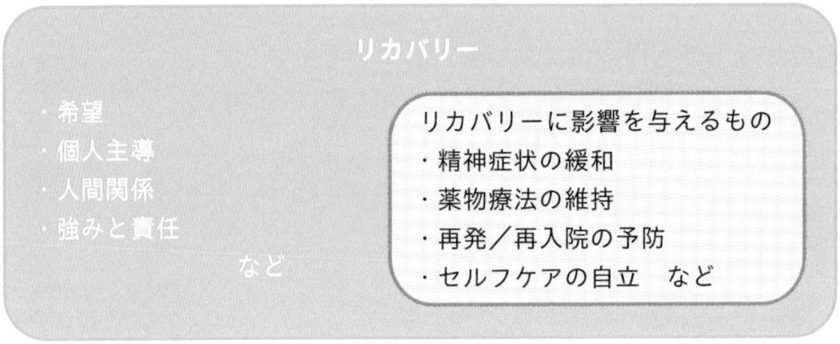

リカバリー

・希望
・個人主導
・人間関係
・強みと責任

など

リカバリーに影響を与えるもの
・精神症状の緩和
・薬物療法の維持
・再発／再入院の予防
・セルフケアの自立　など

［引用文献］

1) Deegan PE：Recovery: The lived experience of rehabilitation. Psychosocial rehabilitation journal, 11(4), 11, 1988.

2) President's New Freedom Commission on Mental Health：Achieving the promise: transforming mental health care in America-Executive summary of final report (Rep. No. DMS-03-3831). Department of Health and Human Services・USA, 2003.

3) Anthony WA：Recovery from mental illness: the guiding vision of the mental health service system in the 1990s. Psychosoc Rehabil J, 16(4), 11-23, 1993.

4) Substance Abuse and Mental Health Services Administration (SAMHSA)：SAMHSA's working definition of recovery: 10 guiding principles of recovery. Department of Health and Human Services・USA, 2012. (https://store.samhsa.gov/sites/default/files/d7/priv/pep12-recdef.pdf)

5) チャールズ・A・ラップ，リチャード・J・ゴスチャ著，田中英樹監訳：ストレングスモデル リカバリー志向の精神保健福祉サービス，第3版. p.30，金剛出版，2014.

6) Leete E：The interpersonal environment: A consumer's personal recollection. Hatfield AB, Lefley HP：Surviving mental illness: Stress, coping, and adaptation. pp.114-128, The Guilford Press, 1993.

7) Snyder CR：The psychology of hope: You can get there from here. Simon and Schuster, 1994.

8) チャールズ・A・ラップ，リチャード・J・ゴスチャ著，田中英樹監訳：ストレングスモデル リカバリー志向の精神保健福祉サービス，第3版. p.23，金剛出版，2014.

9) チャールズ・A・ラップ，リチャード・J・ゴスチャ著，田中英樹監訳：ストレングスモデル リカバリー志向の精神保健福祉サービス，第3版. p.25，金剛出版，2014.

10) Scheire-Lurie M：Recovery: it takes more than finding the right pill. The journal, 3(2), 36, 1992.

11) Keil J：The mountain of my mental illness. The Journal, 3(2), 5-6, 1992.

12) Glater SI：The journey home. The Journal, 3(2), 21-22. 1992.

［参考文献］

・野中猛：図説 リカバリー. 中央法規出版，2011.

・カタナ・ブラウン編，坂本明子監訳：リカバリー 希望をもたらすエンパワーメントモデル. 金剛出版，2012.

3 ストレングスモデル
～クライエントのリカバリーを促進するためのスタンス～

1 ストレングスモデルとは

　ストレングスモデル（Strength Model）は 1997 年にラップによって書かれた『The Strengths Model: Case Management with People Suffering from Severe and Persistent Mental Illness』という書籍によって初めて紹介され，以降，本書は著者にゴスチャが加わり，2006 年に第 2 版，2011 年には第 3 版と改訂が進められている，実は歴史の長い実践モデルです。私たち日本人の多くがストレングスモデルを知るようになったのは，2014 年に第 3 版の日本語版が出版されて以降ですから，実に 17 年の時を経て海を渡ってきたことになります。私たち日本人のケアに対する意識をガラッと変えてしまったこの実践モデルは，決して新しいものではなく，欧米ではずっと前から実践されていたものといえます。

　『ストレングスモデル』の第 3 版の序文において，ディーガン（Patricia E. Deegan）は「この本で述べられているストレングスモデルは，高い費用のかかる欠陥に焦点化した取り組みに対する，効力のある解決法である」[1] と述べる一方で，ストレングスはスーパーヒーローのような存在ではないとも説明しています。弱い部分をもっている人も，必ずストレングスをもっています。そのストレングスを見つけ出し，それを活用することで自分らしさを取り戻していくことが，ストレングスモデルの実践ということができるでしょう。

2 ストレングスモデルの 6 つの原則

　ストレングスモデルは，その基礎となるいくつかの理論から，実践に必要な 6 つの原則を導き出しています。以下にその 6 つの原則について，原典に沿いつつも日本の精神科臨床を踏まえた表現で説明していきます。

原則① : クライエントのリカバリーを信じること

　ストレングスモデルは，「成長やリカバリーの可能性が，私たちが支援しようとしているクライエントに既に内在している」ということを強調しています。つまり，私たち支援者がクライエントはリカバリーする存在であるということを信じること，これがストレングスモ

デルの実践そのものなのです。

　この原則①は，6つの原則のなかで最もシンプルなように思えますが，いざその実践をしようとすると，私たちに立ちはだかる大きな壁として存在することがあります。あなたはいつも，どんなときであっても，目の前にいるクライエントのリカバリーを信じることができていますか？　自信をもって「はい」と即答できる人は，もしかしたら少ないかもしれません。

　クライエントも，支援する看護師も，常にリカバリーに向かって順調に進んでいるわけではなく，時には絶望を感じてしまうことすらあるかもしれません。計画が思うようにいかない，関係性が少しギクシャクしてしまっている，そのようなときほどこの原則に立ち戻り，クライエントの可能性や希望の実現を信じることができているか，クライエントやあなた自身に問いかけてみてください。

　前述したように，リカバリーのための10の指針（表2）のなかに「人間関係」があります（p.10）。クライエントにとって支えや後押しになってくれる誰かの存在があることは，リカバリーの決定的な要因であると説明しましたが，クライエントのリカバリーを信じ，励まし，後押しをするといった支援者からの心理的な支えは，リカバリーを促進する大きな要因です。クライエントのリカバリーを信じる存在がいること，それをクライエントが実感していることがリカバリーにとって必要な要素なのです。看護師がそのような存在になること，それこそがストレングスモデルの実践なのです。

原則②：できないことではなく，「できること」「強み」に焦点を当てること

　原則②は，「ストレングス」の直訳である「強み，長所」や，「こうありたい，こうしたい」という「希望」に焦点を当ててクライエントをとらえ，それらをケアに積極的に活かしていくことを意味しています。「できないこと，足りないこと」と同じくらい，むしろそれ以上に「できること，やりたいこと，好きなこと」に注目して，それらを叶えていくことを看護目標の中心にし，クライエントの経験や強み，長所を活かしながら，「どうやったら叶えられるだろうか」という視点でケアを検討していく，これが原則②の考え方です。それぞれがリカバリーの10要素に含まれており，クライエントのリカバリーに直結していることがわかると思います。この原則②だけに注目して「ストレングスモデル」ととらえている看護師も多いのが現状ですが，原則①や後述する他の原則もあわせて意識して実践することが大切です。

　「序」で触れたように，看護師は基礎教育で看護過程について問題解決志向のプロセスを基本にして展開するように育成されています。これは精神科以外の診療科では現在でも適応がよい志向プロセスなのですが，その弊害として看護師は「できないこと，足りないこと」だけを見つけ出すクセがついてしまい，しっかり意識していないと自然に「問題点」だけに

目がいってしまいます。

　精神疾患は慢性疾患の1つであり，クライエントによっては完全に「治癒する」ということが難しく，症状と「うまく付き合っていく」ことが必要な疾患ということもできます。周囲の環境の変化によって，その症状が良くなったり，悪くなったりを繰り返すこともあるでしょう。そして，症状のためにクライエントが頑張ってもなかなかうまくいかない，できるようにならないこともあるでしょう。問題解決志向は，この「できないこと」を「問題点」として注目し，その解決を目指すシステムということもあり，精神疾患のある人にとってはなかなかハードルが高いのです。「できないこと」として注目されたことが頑張ってもできるようにならないという体験は，クライエントの自己効力感を下げてしまい，さらなる症状悪化にもつながってしまいます。

　また，ケアを提供している看護師にとってみても，「問題点」にのみ注目してしまうことによって，遅々として解決しない「看護問題」の存在が，「私のケアがダメだから…」と無力感や絶望につながってしまいます。原則①でクライエントのリカバリーを信じることの大切さについて説明しましたが，私たち看護師が「問題点」のみに注目することで無力感や絶望を感じることも，避けなければなりません。

　一方，ここで注意したいのは，クライエントの「希望や強みに焦点を当てること」と「問題点を無視すること」とは，イコールではないということです。クライエントがその問題をどのようにとらえているのかにもよりますが，最低限の日常生活を維持していくために妨げになっていることを少しでも解決することは，クライエントにとっても喜ばしいことでしょう。クライエントの希望・経験・強みを基盤としたケアの先に問題解決があるということを上手に説明することが，本書の主題であるコプロダクション型精神看護過程を進める看護師に求められる姿勢です（第2章参照）。

原則③：クライエントを取り巻く周囲の強みも意識すること

　原則③は，原則②で注目したクライエントの「強み，長所」という視点をその周囲まで拡大し，クライエントが暮らす地域や環境にも適用させることを意味しています。ここでいう周囲とは，家族，友人，フォーマル・インフォーマルな支援者，近所の人からペットまで，クライエントの周りにあるすべてということができます。

　例えば，面会にはなかなか来てもらえないが季節ごとに荷物を送ってくる家族，何度説明しても持ち込み禁止物を差し入れしようとするが定期的に面会に来てくれる友人，苦情は多いものの決して追い出しはしない大家さん。私たち看護師はそれぞれの例の前半（問題点）だけに注目してしまいがちですが，ストレングスの視点で見てみると，後半にあるクライエントを支えてくれている強みも見えてきます。また，人的な資源だけではなく，信頼できる医療機関や福祉サービス事業所が近くにある，欲しいものが手に入るお店がある，駅やバス

停が近くにある，といったことも強みととらえます。現代では，インターネット上にある仮想的なものもクライエントの周囲にあるものといってよいかもしれません。

　ここで忘れてはならないのは，看護師であるあなたも，あなたの提供するサービスも，ここに含まれるということです。クライエントから見て，いつでも見守ってくれる，気になることがあれば相談にのってくれる，否定せずに話を聴いてくれる存在であるということは大きな強みです。もちろん，アセスメントにわざわざ書く必要はありませんが（個人的には書いてもよいと思います），私たち看護師の存在やケアがクライエントにとっての強みになっているのかを意識しておくのは大切なことです。

　原則②とあわせて検討することで，クライエントを中心とした強みの模式図ができてきます。この模式図は私たち看護師にとって役立つばかりでなく，クライエントと一緒に模式図を書くことで，クライエントは自分や自分の周りの「強み」を再認識できるかもしれません。

原則④：本人こそがリカバリーの旅の監督であると意識すること

　本人のことを一番知っているのはその人なのだから，何事もまずその人に聞いてみましょう，というのが原則④です。その人の人生の行き先や行く方法を決める権利は，他でもなくその人にあります。原則④はシンプルにそれだけなのです。私たちは看護アセスメントというツールを用いることによって，あたかもクライエントを理解したと勘違いしてしまいがちです。しかも，私たちが行う初期のアセスメントは1つの仮説に過ぎません。それにもかかわらず，私たちはその仮説に基づいてクライエントの向かう方向まで指し示してしまうことがあります。

　リカバリーのための10の指針（表2）の1つに「個人主導」があります（p.10）。極論をいえば，看護アセスメントがどれだけ優れたものであっても，どんなに根拠があるケアであっても，どんなに理論的に正しくても，ケアの提供を受けるクライエントが納得しないままであるのならば，長期的にみてリカバリーには結びつきません。そこには，クライエントが自分で決めた実感のない，「させられた」という感覚が残ってしまうからです。

　私たち看護師はクライエントの人生をサポートするのが仕事ですが，クライエントの人生は私たちのものではありません。そんな当たり前のことを念頭に置きながら，プロフェッショナルとしての知識と視点をもって，クライエントにアセスメントした内容やケアの必要性を丁寧に説明します。自分のためのケア内容を決めるのは，他でもないクライエント自身なのです。

原則⑤：支援者とクライエントの関係性を大切にすること

　これもリカバリーのための10の指針（表2）では主に「人間関係」に関連する原則であ

1
2
3

コプロダクション型精神看護過程を実践するための基礎知識

3

ストレングスモデル

り，原則①とも関連してきます（p.10）。精神科臨床において，クライエントとの良好な関係性はあらゆる治療やケアの基盤です。どれだけ高度な知識をもっていても，どれだけ高度な実践ができたとしても，クライエントとの関係性が良好でなければその効果は限定的になり，そして長続きしません。どんなに理想的なケア計画も，クライエントとの関係性が悪ければ何の実効性もないのです。

人生が順調に進んでいない状況であっても，症状が良くなったり悪くなったりするという一進一退の状況であっても，クライエントがあなたに一方的に依存することなく，信頼できるプロフェッショナルとして相談したいと思えるような関係性を築くことが理想です。そのような信頼関係を構築するために必要な知識と技術は第1章4「治療的関係の構築」（p.22）にてまとめていますが，これらはこの原則⑤を実現するための方法ともいえるでしょう。

原則⑥：リカバリーの場は，クライエント自身が望む場であること

この原則⑥について，ラップとゴスチャは「リカバリーは地域でしか起こらない」と主張しています。確かにリカバリーのための10の指針（p.10, 表2）から考えると，「個人主導」に含まれる「自己決定」と「責任」については，入院生活という場ではその実行が難しい，あるいは限定的になるかもしれません。どこでどのように生活するのか，どんな治療を受けたい（受けたくない）のか決めること，そして自分で決めたことに対する責任をどのようにとっていくのか，これらは入院生活では経験することがとても難しいことであるからです。

言わずもがなですが，病院は本来，クライエントが永続的に暮らし，生きていく場ではありません。しかし，本書を執筆している2023年現在の日本では，病院を「生活する場」にせざるを得ない多くの人がいるのも事実です。少し原典からは外れてしまいますが，「クライエント自身が望むもの」のなかに病院での生活では叶えられないものがあるのならば，どうやったらそれが叶えられるのかを一緒に考えていくことが，現状の日本でのリカバリーの旅のスタートかもしれません。

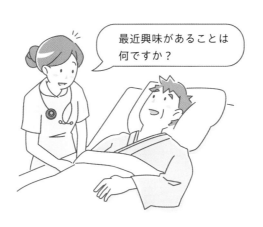

最近興味があることは何ですか？

3　希望・これまでの経験・自身と周囲の強みをアセスメントする

　ストレングスのなかでも，希望，これまでの経験，クライエント自身や周囲の強みという
ストレングスをクライエントと共有することは，クライエントとの治療的関係を構築するう
えでも，これから述べるコプロダクションによるケア計画を立案するうえでも非常に大切な
ことです。

　しかし，「あなたの強みは何ですか？」と尋ねても，多くのクライエントが答えに困って
しまうでしょう。クライエントのもつ強みは，誰よりもクライエント自身が自覚できていな
いことがあります。希望についても同様で，尋ねられても案外答えられないものです。希望
という言葉はとても抽象的なので，「今後の生活で希望していることは何ですか？」と聞く
よりも，「何かやってみたいことはありませんか？」「最近興味をもっていることはありませ
んか？」などと聞くほうが，会話のなかで希望が引き出せるかもしれません（表 3）。

　これらを会話のなかだけで行うのは難しいと思いますので，図 7 に示すようなワークシー
トを積極的に使用してみましょう。このシートの使用方法は成書に詳しく書かれているの
で，ぜひ一読して使用してみてください。

　これらのワークシートはクライエントと共有できる書式にもなっています。作成したワー
クシートはコピーをとり，クライエントと支援者の双方が持っておくようにしましょう。

表 3　ストレングスアセスメント

現在の状態：	個人の希望・願望：	資源（個人的・社会的）：
今日何が起きているか？ 今何が利用できるか？	何を要望するのか？	過去に何を利用した ことがあるのか？
日常生活状況		
・1 ベッドルームのアパートに1 人で暮らしている(2 年間) ・猫を飼っている–マフィー ・友人のエイプリルが週に一回掃除に来てくれる ・たくさん食べるために出かける ・アパートにはプールと洗濯場がある ・セクション 8 制度アパート ・水槽を持っている	・アパートに住み続ける ・車が欲しい ・いつか自分の家が欲しい	・3 年間グループホームに住んでいた。そこに住んでいたフレッドが好きだった ・一緒に食事を楽しんだ ・両親と 5 年間暮らし，庭仕事の手伝いを楽しんだ ・犬「ジェーク」を育てた

（チャールズ・A・ラップ,リチャード・J・ゴスチャ著,田中英樹監訳:ストレングスモデル 精神障害者のためのケー
スマネジメント, 第 2 版. p.199, 金剛出版, 2008.）

図7　ストレングス・マッピングシート

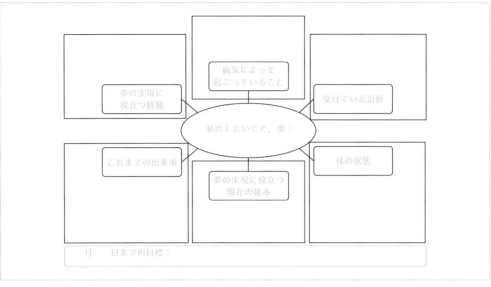

（萱間真美：リカバリー・退院支援・地域連携のためのストレングスモデル実践活用術. p.33, 医学書院, 2016.）

[引用文献]

1）チャールズ・A・ラップ，リチャード・J・ゴスチャ著，田中英樹監訳：ストレングスモデル リカバリー志向の精神保健福祉サービス，第3版. 金剛出版，2014.

[参考文献]

・Rapp CA：The Strengths Model: Case Management with People Suffering from Severe and Persistent Mental Illness. Oxford University Press, 1997.
・Rapp CA, Goscha RJ：The Strengths Model: Case Management with People with Psychiatric Disabilities. Oxford University Press, 2006.
・チャールズ・A・ラップ，リチャード・J・ゴスチャ著，田中英樹監訳：ストレングスモデル 精神障害者のためのケースマネジメント，第2版. 金剛出版，2008.
・Rapp CA, Goscha RJ：The Strengths Model: A Recovery-Oriented Approach to Mental Health Services. Oxford University Press, 2011.
・萱間真美：リカバリー・退院支援・地域連携のためのストレングスモデル実践活用術. p.33, 医学書院，2016.

4 治療的関係の構築
～コプロダクションの基礎であり，最重要な技術～

精神看護の基本でありスタート地点は，「クライエントとの治療的関係の構築」です。そして，第2章で詳述するコプロダクションとクライエントとの治療的関係は独立したものではありません。コプロダクションをするためには，クライエントとの治療的関係の構築が必要です。

また，コプロダクションの過程においても，治療的関係がコプロダクションを促進し，コプロダクションの過程を通してまた治療的関係が深まっていくので，円環的（因果律がある）と表現できるかもしれません。さらに別の見方をすると，治療的関係の開始時から，できる限りコプロダクションでケアを提供していくことも求められますので，これは並列的ともいえるかもしれません（図8）。

いずれにせよ，第3章及び巻末資料で紹介する「アセスメント様式とコプロダクション計画シート」を用いるだけでコプロダクションができるわけではありません。少なくとも，クライエントから私たち看護師への信頼がなければ，コプロダクションはそもそも成立し得ないのです。

図8　信頼関係の構築とコプロダクション

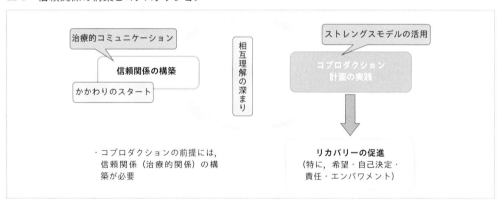

ここでは，クライエントとの治療的関係を育むために必要な看護師の態度や行動とは何か，どのようにクライエントやその家族と効果的なコミュニケーションをとり，治療的関係を構築していくのかに焦点を当てていきます。

1　治療的関係とは

治療的関係（Therapeutic Relationship）とはクライエントと支援者との相互の信頼関

係に基づいた協力関係であり，精神療法の文脈では治療同盟（Therapeutic Alliance）と表現されます。クライエントと支援者がお互いに信頼していること，お互いに尊敬していること，方向性が一致していることは，良好な治療的関係を示す主な要素です。

　また，治療的関係を構築することは，クライエントのリカバリーにおける重要なステップの1つです。サポートを必要としている人にとって，支援者が適切なケアを提供するために必要な知識，技術以外にも意欲，行動，態度を有しているかどうかは，信頼感に大きく影響します（図9）。

図9　治療的関係の構築からクライエントの視点の深い理解へ

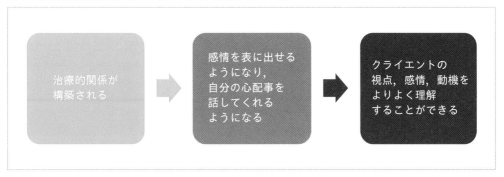

　良好な治療的関係を保つことは，クライエントの抱えている疾患や病態，行っている治療法にかかわらず，治療成績に対して良い影響があることが研究によって示されており，治療的関係の質は治療成績の予測因子の1つであることが知られています。

2　治療的関係の構築を促進する接し方

1　クライエントに不安を与えない

　「今日はいったい何の話をさせられるのだろう」「思い出したくないことをほじくり返されるのではないか」などと，目的がわからない面談はクライエントに不安をもたらします。まずは私たちが，クライエントを脅かさない存在であることを最初にしっかり表明することが大切です。

　あなたはクライエントのことについて同僚と相談するとき，クライエントに聞こえる場所で会話をしていないでしょうか。あるいは，クライエントに「あの2人は私のことについて何を話しているんだろう？」と思われてしまうような位置で話をしていないでしょうか。このような行動はクライエントに不安を与えてしまい，関係性の構築の妨げになってしまいます。話の内容が共有できるようにクライエントを交えて話すのがベストですが，それがで

きないのであれば，ナースステーションに戻ってから話すなどの配慮をしましょう。

2 会話や相談をする場所と時間

　クライエントがあなたとの会話を最も快適に感じる場所はどこでしょうか？　「このくらいの話題なら，他の人がいるところで話しても大丈夫だろう」とは決して思ってはいけません。その話題が重大かどうかを決めるのはクライエントですから，その日のテーマによってどのような場所で会話するかもクライエントと相談しましょう。もちろん，テーマにあわせてあなたが話しやすい場所を提案するのはよいことです。例えば，会話の内容が外に漏れない個室，閉塞した環境が嫌いならば公園を散歩しながら，少しリラックスした環境がお好みならコーヒーを飲みながらなど，話題にあわせて提案するとよいでしょう。

　また，クライエントが希望したとしても，希望した環境が会話に向いていない場所であった場合は，もう少し気が散らないような環境を提案することも必要です。近くのカフェがクライエントの移動距離としては便利な場所かもしれませんが，カフェには気が散ることもたくさんあります。例えば，他人の喋り声，配膳の音，かかっている音楽などは，意外にクライエントの集中力を削いでしまいます。クライエントの気が散ってしまわないように，そしてテーマによっては他者に聞かれることがないような安全な場所での会話を提案しましょう。

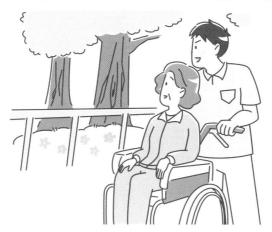

3 会話や相談をする時間帯やタイミング

　例えば入院病棟での日常的なケアにおいて，あえて「1対1で会話をする時間」を設定することは少ないと思います。それでも，クライエントが少し悩んでいたり，相談したそうにしていたら，あなたはそのクライエントだけのために時間を確保するでしょう。そのとき，あなたは相談する時間についてどう伝えるでしょうか？　一方的に決めることはないと思います。あなたに自分の業務の都合があるように，入院生活をしているクライエントにも予定

があり，話したい時間帯があるのです。クライエントと普段よりも集中的に話すときは，できるだけクライエントの時間の希望に沿うようにしましょう。

コプロダクション型精神看護過程を実践するためには，クライエントと担当の看護師とが話し合う時間が定期的に必要になります。この時間は1回15分くらいかもしれませんし，その日の話し合うテーマによっては30分くらいかかるかもしれません。ここで大切なことは，クライエントとゆっくりと話し合える時間をしっかり確保する必要があるということです。あなたがゆっくりと困りごとや不安なこと，やりたいことや先々のことについて丁寧に耳を傾けてくれる人なのかどうかは，クライエントとの信頼関係に大きく影響します。

もちろん，その日のクライエントの症状や気分などによって予定したよりも短い面談となることもありますが，それは仕方のないことです。そのようなときも焦らせず，結論を急がせず，クライエントのペースにあわせることが必要です。あなたが入院病棟の看護師であるならば，他の業務との調整で後回しにせず，日々の行動計画のなかにこのような時間をとることを意識しておきましょう。

4 座り位置

座った状態でのクライエントとあなたの位置関係は，正面，斜め向かい，90度，180度（横に並んで座る）とありますが，それぞれ，状況や会話の内容にあわせて選択します。一般的に，正面は緊張感や圧迫感が大きいため，リラックスした会話では90度の位置や横に並んで座る位置が適切です。

コプロダクション計画の実践においては，クライエントと一緒に計画表を作成することが多いため，90度の位置が作業効率の面からも基本になるでしょう。ただし，クライエントがあなたの提案とは別の位置を希望することもあります，そのときは「緊張しないですか？」などと声をかけながら，クライエントの希望に沿った位置にするとよいでしょう。

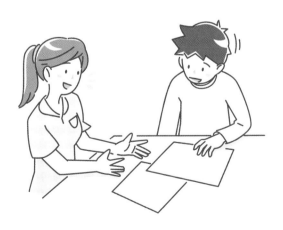

5 目線や表情

　会話をする際に，上から覗き込むように話をされるのは不快なものです。相手がベッドに横になっていたり座っている場合，こちらも屈んだり座ったりし，できるだけ目線の高さをあわせて話しましょう。また，目線は相手の目を注視しすぎると緊張を与え，話しにくくなってしまうおそれがあるため，相手の顔全体を見るか，鼻のあたりを見るようにするとよいでしょう。

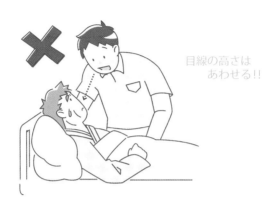

目線の高さは
あわせる!!

　また，クライエントが話し出したら目線をあわせ，話をしっかり聞いていることが伝わるようにしましょう。マスクをしているとこちらの表情がわかりづらいので，嬉しいときは目を少し細めて目尻を下げたり，驚いたときは目を大きくしたり，困ったときは眉を下げるなど，目元で気持ちを伝えることができるとよいでしょう。ややオーバーなくらいがちょうどよいですね。

6 会話中のメモ

　看護師がメモとペンを構え，クライエントの話を一言一句もらすまいと準備して臨む場面を見かけますが，あなたが逆の立場ならどう感じるでしょうか？　クライエントが話しているのに，顔を見ないままずっとメモすることに集中されたら，「この看護師さんは私の話を

ちゃんと受け止めてくれているのだろうか？」と不安にならないでしょうか。また、「ちょっとでも間違ったことを言ってしまったら、それをカルテに書かれるんじゃないだろうか？」とクライエントが思ってしまったら、不安で言葉が出てこないかもしれません。メモは最小限にとどめ、できるだけ相手の顔や目を見て耳を傾けることが大切です。

しかし、どうしても会話の内容をメモに残しておきたいときもあるでしょう。クライエントの不安を和らげつつメモをとる方法として、事前にクライエントからメモをすることの許可をもらう、そのうえでメモした内容がわかるように、見せながらメモをとるという方法があります。これならば、少なくとも「どんなことが書かれているんだろう？」という不安は和らぐはずです。

コプロダクション型精神看護過程では、クライエントと看護師が会話をしながら一緒に計画を立てていきますが、コプロダクション型精神看護過程を実践するなかでの約束事として、後述するように、「クライエントの前で話したことと、記録として残した内容に違いがないようにすること」という項目があります（p.52）。こういった小さな所作にも配慮しながら、クライエントの信頼を得ていくことが大切です。

3　治療的コミュニケーション

「治療的」というのは、本人の治療に役立つ、リカバリーの助けになるということです。私たちは、クライエントとのかかわりのなかで、「治療的コミュニケーション」の技術を意図的に取り入れることでクライエントとの治療的関係を構築しつつ、同時にリカバリーの促進も目指します。

1　傾聴する

傾聴とは、注意を払って、より深く、丁寧に耳を傾けることを意味します。効果的な傾聴は、クライエントとの治療的関係を構築するための鍵となります。聴くことの目標は、クライエントの視点を理解することであり、これをするための方法は、聴いたことをできる限り正確に、クライエントがわかるように理解することです。これは、治療的関係を構築するための最良の方法の1つです。

しっかり聞いていることが伝わるように相槌を打つ、話し始めるのを待つ、話し終えるのを待つ、話の続きを促す、相手のセリフをそのまま返す（リフレイン）、相手の話のなかで自分に伝わったこと（受け取ったこと）を返す、よりわかりやすい表現や言葉に置き換えたり話をまとめたりする、など多くの傾聴技術を意図的に使いながら、クライエントの話に丁寧に耳を傾けましょう。

2　受容する

　受容とは，クライエントの発言や言葉，感情などを自分の価値観で批判したり，評価することをせずに，クライエントの発言をそのまま，ありのままに受け入れることです。

　あなたはクライエントの話を聴きながら，「いやいや，それは違うんじゃないか？」「こうしたほうがよかったのではないか？」などとコメントしていませんか。受容的にかかわるということは，クライエントの語っている内容があなたの価値観や判断とまったく異なっていたとしても，相槌を打ちながらそのまま受け止めるということです。こうすることで，クライエントは自分の気持ちを受け止めてもらえたという安心感を得ることができます。

　とはいっても，私たち看護師も人間ですから，クライエントの話に対して感情的に受け入れられないこともあるでしょう。受容的にかかわるといっても，私たちはクライエントの考えのすべてに同意する必要はありません。私たちの価値観とクライエントの価値観は異なっているということを自覚し，その違いをそのまま理解しようと努めることが受容につながるのです。

3　共感する

　共感とは，他者と喜怒哀楽の感情を共有すること，もしくはその感情のことです。相手の伝えたいこと，困っていることを理解することができたら，それについて共感を示すことで信頼関係の構築を行います。きちんと傾聴・受容のやりとりができていないまま共感に移行すると，クライエントは「きちんと話を聴いてもらえていない」「わかったふりをされている」と感じるかもしれず，これでは治療的関係にうまく発展しません。

　しかし，果たして私たちは本当にクライエントと同じ気持ちを抱くことが可能なのでしょうか。自分ではそう思ってなくても，「わかります」「私もそう思います」と伝えなければならない，と頑張って共感していないでしょうか。うつ病や不安障害のある人の気持ちや心配事は比較的共感しやすいかもしれませんが，統合失調症のある人の幻覚や妄想に関連した心配事について，私たちはどのように共感したらよいのでしょうか（図10）。

　図10にあげた例の場合，「悪い奴ら」「追われている」というのは妄想かもしれません。しかし，ここで「悪い奴らに追われる」という妄想に対して，「それは大変だ」と共感してしまうと，妄想の内容を肯定することになります。一方で，「ずっと追われている」という妄想によってクライエントが抱いている「落ち着かない」という感情には，「ずっと追われていると感じていたら，それは落ち着かないよなあ」と共感できるのではないでしょうか。例えば，クライエントが症状によって困っている程度や時間，１日のうちで占める割合などを聞いていくと，「それは大変ですね」「それは心配ですね」「それは驚きますね」など，共感できる要素に出合えます。

図10　幻覚や妄想のあるクライエントの体験例

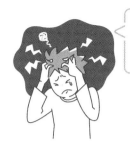
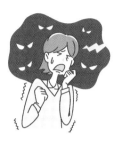

怖い…声…聞こえる。
「死ね！」とか言ってくる。
つらい…

助けてー！
悪い奴らに追われている。
早く逃げないと，
こんなことしてる場合じゃ…

　このようなことを考えて試してみても共感できるポイントにたどり着けなかった場合や，クライエントの病状や疲労で会話が進まなかったときは，「今日は話してくれてありがとうございます。あなたが○○について心配していて，大変そうだということがわかりました。この続きはまた聞かせてくださいね」と，その日に理解できた内容を伝えて，また後日ゆっくり話せばよいでしょう。

④ 沈黙する，待つ

　会話の途中でクライエントが沈黙してしまっても，あえて言語的コミュニケーションを促さずに，柔和な表情やリラックスした態度を示しながら見守ることも大切です。沈黙を見守ることはクライエントの思考を言語化するために必要な過程であり，クライエントのペースにあわせて考える時間を十分にとることが必要です。

⑤ 支持する，方向づける

　支持的にかかわるということは，クライエントの感情や思いを受け止めていることを表現し，クライエントの言動を肯定・承認する姿勢を意味します。つまり，前述した「受容」と「共感」を行い，クライエントの行動に対して肯定的にフィードバックをすることです。
　例えば，あるサービスに不満があり，お客様窓口で担当者と口論してしまい，今は後悔していると話してくれたクライエントに対して，「お話を聞く限り，○○さんは冷静に，そして礼儀正しくお話しすることができたのではないかと思います。今後のサービスについて話し合うこともできていたようですね。おそらく○○さんはここで私といるときのように，その担当者と話しているときも理性的で，自分をおさえることができていたのではないでしょ

うか」とフィードバックします。このように支持的にかかわることで，クライエントを方向づけることができます。

　クライエントが何かに取り組んでいるとき，努力しているときなどに用いるコミュニケーション技術の1つはポジティブフィードバックであり，クライエントに表れている良い影響や効果などを本人に伝えることを意味します。クライエントが何かに取り組んだプロセスや，それによってうまくいったところ，うまくいかなかったとしても頑張ったところ，取り組みによって成長したところなどを積極的に評価し本人に伝えます。できるだけ具体的に，どこがよかったのかを伝えられるとよいでしょう。

　ポジティブフィードバックは，簡単にいうと褒めることではあるのですが，褒めることに慣れていないと，どこを褒めてよいのか，どのように褒めればよいのかに悩んでしまいます。あなたが褒めることや褒められることに不慣れな場合は，あまり「褒めよう」と意識しすぎずに，あなたが感じている気持ちをそのまま伝えようと意識するのがよいでしょう。このときはアイメッセージを活用し，「私は，このように感じました」と伝えると，クライエントにあなたの気持ちがよく伝わります。

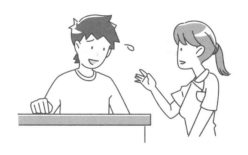

④　クライエントへの姿勢を日々振り返る

　ここまで解説してきた「治療的コミュニケーション」は，知識として知っていても実践が伴わないことが多いかもしれません。治療的コミュニケーションのプロセスを意識し，意図的にかかわることは，自身のアセスメント能力やコミュニケーション能力を高め，良質な看護を提供することにつながります。会話やセリフそのものだけでなく，私たちのたたずまいや眼差し，クライエントの目に映る要素すべてが，コミュニケーションを構成しています。クライエントにとってあなたは安心できる存在なのか，あたたかみはあるか，話しかけやすい，相談しやすい雰囲気をつくれているか，などクライエントへの姿勢を日々振り返ってみましょう。

5 包括的な看護アセスメント
～客観的な見立てとケアを提案できる技術～

　前述したように，ストレングスモデルはクライエントの希望，経験や強みをケアの方向性の中心としてとらえ，積極的に活かしていこうという考え方です。しかし，「本人が希望しているから」「本人がやりたくないと言っているから」という理由だけでケアを方向づけてしまうことがあるようです。果たして，それだけでクライエントのリカバリーを促進できるでしょうか。

　多くの看護師の皆さんが心配しているように，クライエントの希望に沿ってすべてを決めていったとき，大きなトラブルに巻き込まれてしまうことがあります。それは，クライエントにとっても，看護師にとっても避けられるならば避けたいことです。

　ここで忘れてはならないのは，向かうべき方向はクライエントにとってのリカバリーであるということです。客観的かつ包括的にアセスメントしたうえで，明らかにリカバリーとは逆方向に進んでしまうと危惧するのであれば，そのことをクライエントが理解できるように伝え，クライエントが納得できる提案をしていかなければなりません。

図11　精神看護で用いられる理論モデルと看護過程の関係（再掲）

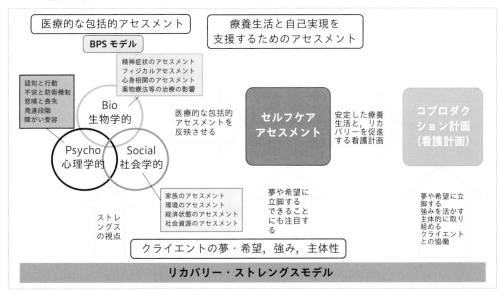

　図11は，第1章1「はじめに」に示した図3（p.4）と同じものです（再掲）。この図では，看護アセスメントからコプロダクション計画を立案するまでの道筋を示しています。

　私たち看護師は，クライエントとの信頼関係の構築を経て得られたさまざまな情報やそれ

に関する知識を駆使し，セルフケアアセスメントを行います。また，ここまでのプロセスのなかで，クライエントのリカバリーイメージを共有し，クライエントが向かいたい方向，それを実現するためのストレングスの把握もできていることでしょう。これらを統合したり調整したりするのがコプロダクションなのですが，どちらかに偏ってしまうと，前述したようなリカバリーとは逆方向に向かってしまう，あるいは効果的ではないケアの立案に進んでしまうことがあります。

ここでは，私たち看護師が行う理論枠組みを用いた客観的な看護アセスメントについて説明していきます。図12 を参照しながら，それぞれの内容を確認してみてください。

図12　看護アセスメントに用いられる理論モデルとアセスメント

・**医療的な包括的アセスメント**
 −バイオ（生物学的）
 −サイコ（心理学的）　　　BPS モデル
 −ソーシャル（社会学的）

・**療養生活と自己実現を支援するためのアセスメント**
 オレム−アンダーウッドのセルフケア理論

1　バイオ・サイコ・ソーシャルモデル

バイオ・サイコ・ソーシャルモデル（Biopsychosocial Model：BPS モデル）は，「健康な状態は，生物学的，心理学的，社会文化的な要因による複雑な相互作用によってもたらされる」ということを前提にした，多くの学問分野にまたがるモデルであり，精神科医であるエンゲル（George L. Engel）によって 1977 年に提唱された，人間の行動や疾患に対する総合的・包括的なアプローチです。

クライエントの「病気」のみに着目するのではなく，疾患を抱えている「人」を総合的にバランスよくアセスメントし，真に必要とされる全人的な医療やケアを提供する基盤となるため，精神看護においてもよく用いられています。

1　BPS モデルと精神看護

臨床で用いられている精神看護の知識や実践技術は，生物学的・心理学的・社会学的なアプローチよって得られた多くの研究成果を基盤にしています。BPS モデルは精神疾患や感

情の問題を抱えている人に関する情報を，これら3つの領域の理論や知識に基づいて整理することで，偏りなく全人的に理解することができます。また，精神症状が活発な急性期からリハビリテーション期，地域における生活支援まで一貫して用いることができます。

　BPSモデルは，生物学的（バイオ）・心理学的（サイコ）・社会学的（ソーシャル）の3つの領域で構成されており，それぞれの領域は独立した理論や知識に基づいています。その一方で，他の領域とも相互に作用し合い，相互に依存し合っています（図13）。以下で各領域の構成要素について説明します。

図13　BPSモデル

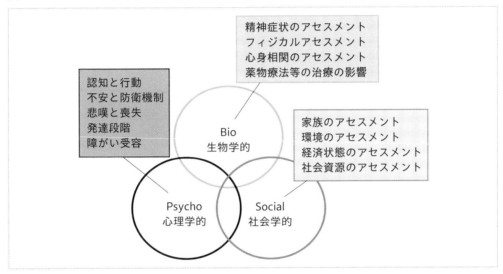

認知と行動
不安と防衛機制
悲嘆と喪失
発達段階
障がい受容

精神症状のアセスメント
フィジカルアセスメント
心身相関のアセスメント
薬物療法等の治療の影響

家族のアセスメント
環境のアセスメント
経済状態のアセスメント
社会資源のアセスメント

Bio
生物学的

Psycho
心理学的

Social
社会学的

生物学的領域

　生物学的領域は，精神疾患や障がいに関する内容だけではなく，他の身体疾患を含むすべての疾患や健康問題に関する生物学的な情報で構成されています。多くの精神疾患において，生理学的な変性が認められることは既に明らかになっており，生物学的領域にはそれらに基づくと考えられる精神疾患の陽性症状や陰性症状，生理学的な各種検査の指標，薬物療法の内容，及び副作用を含む精神及び身体への影響が含まれています。

　例えば，統合失調症などの思考障害を抱えている人は，急性期を中心として特徴的な行動や言動をすることがありますが，BPSモデルにおいては，基本的に心理学的ではなく生物学的に解釈します。また，栄養状況（食事や水分の摂取状況，栄養状態など），睡眠状況（睡眠時間，入眠困難や睡眠維持困難などの状況），活動状況，及びこれらに影響を与えていると考えられる生理学的な要因も，この生物学的領域に含まれます。

心理学的領域は，クライアントの認知や思考の特徴，対人関係コミュニケーション上の特徴，心理的ストレスやトラウマの存在，及びその対処方法や反応の特徴などの心理学的な特性やプロセスで構成されており，生理学的領域で述べたような精神症状発現のきっかけとなることや，精神症状の表れ方，程度や頻度にも影響を与えています。

また，ストレスに対する反応として頭痛や腹痛などの身体症状として表れていることや，逆に悪性腫瘍などの身体疾患の状態が心理学的な問題を引き起こしていることも多くあります。そのような場合は，生物学的領域との相互関係がわかりやすいように，矢印を付けておく，境界領域に配置する，などを行い整理しておくと，理解がしやすくなります。

現代の精神看護技術として多く用いられている認知行動療法に基づいた介入方法や，クライアント本人や家族に対する心理教育などは，心理学的な理論や技法を基盤とし，看護実践でも用いやすいように応用した構成となっています。看護師は地域生活や入院中における日常生活を支援し，あらゆる日常生活行動の場面に心理学的な理論や技法を応用することができる職種であり，公認心理師や医師などと協働し，その活用が期待されています。

社会学的領域

社会学的領域は，社会経済的背景（学歴，職歴，収入，婚姻，居住など），文化的背景（生活習慣，食習慣，宗教・信仰など），家族背景（家族構成，同居の有無，経済関係など），友人や近隣住民との関係などの情報で構成され，これら社会学的領域の情報も，前述した他の2領域と同様に相互に作用し合い，相互に依存し合っています。

例えば，クライアントをサポートできる家族の年齢や職業，居住地，サポートが得られる頻度，経済的関係などは代表的な社会学的な情報ですが，家庭内暴力などの複雑な家族関係を背景としたトラウマの存在や回避行動などが認められれば，心理学的領域との関連がわかるように整理しておくとよいでしょう。

2 BPS モデルにリカバリーとストレングスモデルの視点を加える

BPS モデルを用いてクライアントの情報を整理していると，「○○ができない」等，専門家など他者の視点からみた問題点や課題点ばかりがあげられてしまうことがありますが，リカバリー（p.7）やストレングスモデル（p.15）は情報収集の段階から意識することが重要であり，「○○をすることができる」「○○をしてきた経験がある」「○○を目指している」「○○を大切にしている」等の情報も意識的に整理に加えておくことが大切です。また，これらの情報は，包括的なアセスメントからコプロダクション計画の立案に至る過程（p.42）において重要な情報になります。

2　オレム−アンダーウッドのセルフケア理論に基づくセルフケアアセスメント

　精神看護ではオレム−アンダーウッドのセルフケア理論が全国的に普及しています，看護師国家試験の出題基準にも長らく含まれていますので，日本で看護師免許を持っている人で知らない人はいないでしょう。これは，オレム（Dorothea E. Orem）が開発したセルフケア理論を，アンダーウッド（P. R. Underwood）が精神科臨床に活用できるように修正した理論です。

　私たち看護師は，これまで看護過程のなかでこの理論をもとにセルフケアアセスメントを行い，クライエントに提案する看護を検討してきました。ここでは，セルフケア理論に基づいたセルフケアアセスメント，そしてリカバリー，ストレングスモデル，コプロダクションとの関係について説明していきます。

１　セルフケアとは何か

　セルフケア（self-care）と聞いて，皆さんは何を思い浮かべるでしょうか？　日常生活動作（activities of daily living：ADL）と混同してしまっている人がたまにいますが，ADL は食事・更衣・移動・排泄・整容・入浴など生活を営むうえで不可欠な基本的行動を指しています。それに対してセルフケアとは，身体・精神の全体的な健康や日常生活を保つために，自分自身をケアすること，すなわち，自分で自分の世話をする・面倒をみることを意味しています。つまり，セルフケアは ADL を含む，より大きな概念ということができます。

　本書を読んでいる皆さんも，病気に罹ったときに何らかのセルフケアを行うことが困難になった経験がありませんか？　食事をつくることができなくなってしまった，食事を摂ることができなくなってしまった，トイレに行くことができなくなってしまった，お風呂に入ることができなくなってしまった，そして気分が落ちこみ，夜もなかなか眠れなくなってしまった…。罹った疾患によって異なりますが，一時的あるいは不可逆的にできなくなってしまったこともあるのではないでしょうか。これが，セルフケアが不足する状態，自分で自分の日常生活に必要な行動が満たせなくなった状態です。

２　普遍的セルフケア要件（要素）とその内容

　オレムは，すべての年齢と性別の人間に共通して必要とされる基本的なものを，「普遍的セルフケア要件」としてまとめました。さらにアンダーウッドは，オレムの普遍的セルフケア要件を５つの普遍的「要素」として整理し，精神科臨床で使いやすい形に修正していま

す。現在の日本では「安全を保つ能力」や「病気とのつきあい」を加えて，普遍的セルフケア要素を6~7項目として臨床に用いています（表4）。

表4　オレムとアンダーウッドの普遍的セルフケア要素の比較

オレム	アンダーウッド
① 十分な空気摂取の維持 ② 十分な水分摂取の維持 ③ 十分な食物摂取の維持 ④ 排泄過程と排泄物に関するケアの提供 ⑤ 活動と休息のバランスの維持 ⑥ 孤独と社会相互作用のバランスの維持 ⑦ 人間の生命，機能，安寧に関する危機の予防 ⑧ 人間の潜在能力，既知の能力制限，及び正常でありたいという欲求に応じた，社会集団のなかでの人間の機能と発達の促進	① 十分な質と量の空気・水・食物 ② 排泄と適切なケア ③ 活動と休息のバランスの保持 ④ 孤独とつきあいのバランスの保持 ⑤ 体温と個人衛生の保持 日本では， ⑥ 安全を保つ能力 ⑦ 病気とのつきあい を追加している医療機関・教育機関も多い

本書では，アンダーウッドが整理した5つの要素に，「安全を保つ能力」と「病気とのつきあい」を加えた7項目についてアセスメントを行うことをお勧めしています。これらの追加した2項目は，看護ケアをクライエントに提案するにあたって重要な視点であるからです。

それでは，それぞれの項目においてどんなことをアセスメントするのか，以下に説明していきましょう。

空気・水・食物

ここでは，呼吸や水分，食物の摂取についてのセルフケアに関する情報を整理し，アセスメントを行います。クライエントが抱えている疾患及びその症状によって，これらのセルフケアが十分に満たされない状況になっていないかを検討してみましょう。

例えば，統合失調症の治療中のクライエントが「この食事を食べたらダメだ！」という幻聴によって，あるいは「この飲み物には毒が入っているに違いない！」という妄想によって，食事や水分摂取量が一時的に低下しているとします。看護師は，食事量，水分摂取量，摂取内容，摂取しているときの表情，さらには栄養状態に関する検査データなどの情報を整理し，精神症状による影響を踏まえてアセスメントし，具体的なケアの方向性を考えていきます。また，服用している抗精神病薬によっては，食欲が亢進し，体重が増加傾向にあるかもしれません。

精神症状が食物の摂取に与える影響は多彩で，うつ状態では食欲が低下し，躁状態では集中力が続かずに食事量が低下していくことがあります。また，摂食障害の治療中のクライエ

ントでは，食事量以外にも，食行動の変化を把握し，食事摂取や自身の体型に対する思いも理解してアセスメントしなくてはなりません。単に食事量が増えたのか減ったのかだけではなく，なぜ多くなったり減ってしまったりしているのかを，病態やクライエントの語りから理解していきましょう。

　水分の摂取についても，食物の摂取と同様に，精神症状によって摂取量が増減することがありますが，特に統合失調症を治療中のクライエントを中心に，過飲水のアセスメントが必要になることがあります。水中毒を防ぐために，１日の水分摂取量や体重の変化，検査データや身体症状にも気をつけてアセスメントをしていかなければなりません。

　退院が見えてきた頃の病棟，あるいは外来や訪問看護では，毎日の食事をどのように確保するのかということをアセスメントすることも重要です。食事を買うお金は十分にあるのか，自分で買い物に行けるのか，自分で調理をすることができるのか，そしてどのようなサポート資源が必要なのか，利用できるサポート資源はあるのか，などまでアセスメントし，ケアの方向性を検討していきましょう。

　最後に空気，すなわち呼吸に関するアセスメントですが，併存疾患として呼吸器疾患がある場合，あるいはタバコを吸っているクライエントの呼吸に関するアセスメントはこのカテゴリーでするとよいでしょう。最近は完全禁煙の施設が増えてきていますので，入院前にタバコを吸っていたクライエントが，入院することによる急な禁煙でイライラしてしまうなどのアセスメントがあるかもしれません。

排泄

　ここでは，排便や排尿といった排泄に関するセルフケアについての情報を整理し，アセスメントを行います。薬物療法を受けている多くのクライエントを悩ませるのは便秘ですが，これは抗精神病薬や抗うつ薬，あるいはそれらの副作用を抑えるために処方される抗コリン薬の副作用である抗コリン作用による可能性があります。他にも，水分摂取量や運動量の低下などの情報を整理してアセスメントし，便秘の解消に向けたケアを検討していかなければなりません。腹部のアセスメントでは，問診（何日出ていないか，腹痛や気分不快はないかなど）に加え，触診，聴診による客観的なデータ収集も重要です。イレウスを防ぐためにも，丁寧なアセスメントが重要です。

　また，排泄行動に関するアセスメントも重要です。例えば，夜間のトイレ歩行の際の強いふらつきや失禁などがあれば，それが睡眠薬の影響なのかどうかをアセスメントし，ケアに結びつけていかなくてはなりません。他にも，認知症を治療中のクライエントが便座以外で排泄しているのであれば，その理由として認知機能障害の影響も考えられるでしょう。

　排泄というカテゴリーから少し外れてしまうのですが，薬物療法の副作用によって引き起こされる月経不順や性欲減退，性機能障害などがある場合は，この項目でアセスメントを行うとよいでしょう。

ここでは，体温の維持，身体の清潔，身だしなみ，整理整頓に関するセルフケアについての情報を整理し，アセスメントを行います。例えば，1週間入浴を拒否している，着替えずに同じ服を着続けている，洗顔をせずいつも眼脂がついている，洗う前の洗濯物と洗濯した衣類が混ざってしまっている，夏に厚着するなど季節感のない服装をしている，などの行動がみられる場合に，どのような症状によってこれらの行動が引き起こされているのかをアセスメントします。ただし，入浴や身だしなみなどの清潔や整容に関する行動は価値観や生活環境による個人差も大きいため，アセスメントを行う看護師の生活環境や価値観だけで判断しないように気をつけましょう。他者の生活を脅かす状況であれば別ですが，あくまでもクライエントの日常生活で継続的にできる範囲で安定したセルフケアが行えるように支援することが重要です。

体温の維持という視点は，前述とは少し関連が薄いのですが，この項目でアセスメントします。発熱や発汗など精神症状とは関連性が薄い場合もありますが，意識障害や解熱薬を使用しても解熱しない高熱などの場合は，悪性症候群が疑われますので注意しましょう。

ここでは，運動・仕事などの活動と，休息・睡眠の適切なバランスをとることに関するセルフケアについての情報を整理し，アセスメントを行います。例えば，活動という視点では，1日中自室に引きこもっていて食事とトイレのときだけ部屋から出てくる，逆に1日中止まることなく動き続けているなど，活動量とその内容は，活動をアセスメントするために必要な情報になります。また，睡眠状態は休息をアセスメントするうえで重要な情報で，なかなか寝付けない入眠困難の状況なのか，夜中に起きてしまう中途覚醒や熟眠感の欠如なのか，早朝覚醒あるいは朝になっても起きることができないのかなどの情報が必要になってきます。

これらに影響を及ぼす精神症状や環境要因はさまざまで，クライエントが抱えている疾患や病期にあわせて，あらゆる可能性を念頭にアセスメントを進めていく必要があります。また，活動と休息はバラバラにアセスメントするのではなく，バランスを見ながらどちらかが偏っていないかという視点で考えるとよいでしょう。

ここでは，適切な対人関係を維持することに関するセルフケアについての情報を整理し，アセスメントを行います。例えば，担当医や担当看護師以外とは誰とも話さない，デイルームや集団作業療法への参加を促しても頑なに拒む，表情に乏しく声をかけてもなかなか反応がないなど，他者とうまくコミュニケーションがとれない状況の描写が，アセスメントするうえで重要な情報です。逆に，入院している他患者が食事をしていようが構わず声をかけて

しまう，ちょっとした刺激に反応して大声をあげてしまい他者から避けられてしまうなどの状況もありますので，クライエントの抱えている症状との関連を丁寧にアセスメントしていきましょう。

気をつけなければいけないのは，必ずしも精神症状によってそのようなコミュニケーションや行動をしているのではなく，発達上の特徴やこれまでの人生経験からくる行動上の特徴であるかもしれないということです。それはその人の個性ということもできますし，そもそもコミュニケーションのあり方にも正解があるわけではありません。他者の生活を脅かすほどの状況でなく，あくまでもクライエントの夢や希望といった方向に進むために，コミュニケーションのあり方や対人関係の構築に改善が必要であるならば，ケアについて一緒に考えていくとよいでしょう。

安全を保つ能力

ここでは，精神科における安全，すなわち自分自身や他者を傷つける可能性に関する情報を整理し，アセスメントを行います。

自分自身の安全という視点では，例えば，リストカットなど自傷行為，希死念慮の訴えと自殺企図など，これらに関するクライエントの行動や言動は，リスクの高さや早急な対応が必要かどうかをアセスメントするうえで重要な情報です。また，ふらつきが強く転倒転落の可能性があるなどの情報も，この項目で整理するとよいでしょう。

もう1つの視点は，他者の安全を損なうことです。例えば，他者の安全や安楽な生活を脅かすような行為，他者の尊厳や財産を損なう行為，器物の破壊行為など，これらに関するクライエントの行動や言動は，リスクの高さや早急な対応が必要かどうかをアセスメントするうえで重要な情報です。

これらに影響を及ぼす精神症状や環境要因，あるいは発達上の要因もまたさまざまで，強いうつ症状による可能性や，幻覚・妄想に強く影響されている可能性，不安に対する脆弱性による可能性，器質的な障がいや発達上の特性による衝動のコントロール不良の可能性まで，クライエントが抱えているさまざまな症状や特性との関係性をアセスメントしていきましょう。転倒転落のアセスメントでは，薬物療法の副作用による眠気や脱力，パーキンソン症状との関係性もアセスメントしていきます。

この項目のアセスメントは，どうしても問題点ばかりに焦点がいってしまいがちです。確かに，自他の安全に関しては他項目よりも影響が大きいため未解決のまま放置することもできないのですが，そのなかでも「できることや強み」を見つけ出して，それをどのように安全を保つために活かしていくかまで検討してみてください。

なお，次の「病気とのつきあい」を設定せずに6項目でセルフケアをアセスメントする場合は，「病気とのつきあい」についてこの項目でアセスメントするとよいでしょう。

　ここでは，クライエントが自身の病気をどのように理解し，どのように病気とつきあいながら生活をしているのかに関する情報を整理し，アセスメントを行います。

　例えば，自身の診断名や治療方針にまったく納得していない，症状の存在を実感していない，症状の存在に気づきつつも受け入れられない，非自発性の入院に納得していないなどの具体的な状況は，アセスメントに必要な情報です。逆に，自分の病気について心理教育などで学習している，症状が悪化するサインを理解している，認知行動療法を受けストレスに対するとらえ方や対処行動ができるようになっている，自分が服用している薬剤を理解し主体的に服用しているなど，病気とうまくつきあっていることについても，情報を整理していきましょう。

3　コプロダクション型精神看護過程におけるセルフケア理論の考え方

　あるクライエントがセルフケア要素を自分で満たすことができないとき，この状態を「セルフケアの不足した状態」といいます。このときクライエントは，看護師によるケアが必要となります。例えば，うつ病の治療のために入院したクライエントが，夜になってもなかなか眠ることができず，翌日の昼間はベッド上で傾眠気味に過ごす昼夜逆転の生活が続いていたとします。そのような場合，セルフケア要素の「活動と休息のバランス」を保つことができていない，つまりセルフケアが不足した状態となるのです。このようなとき，セルフケア不足をどのように補うのかを検討しケアを行います。これがセルフケア理論に基づいた看護ケアの基本形です。

　しかし，アンダーウッドは，「患者が日常生活を送るにあたって，セルフケア及び自己決定を獲得，あるいは再び取り戻し維持するように援助すること」が看護であるとも述べています。

　実は，ここにリカバリーの要素である「自己決定」が入っていることに気づいたでしょうか？　症状によって一時的に失われたセルフケアを，セルフケア理論に基づいたケアの力を借りてこの先どこまで取り戻そうとするかも，実はクライエント自身が決められるように支援することがリカバリーにとって大切なことなのです。日中の覚醒を促していくにしても，何時頃にどんなことをして過ごしたいか，どのようなペースで進めていくかなど，クライエントが決められることはたくさんあるのです。

　また，セルフケアアセスメントにリカバリーやストレングスモデルの視点を加えることも大切です。コプロダクション型精神看護過程を実践するには，これがしたい，こういうように過ごしたい，こういうような生活が送りたい，といったクライエントの希望をアセスメントに反映させていきます。同時に，それらの希望を叶えるために活用できるクライエントの強みや経験も，課題と同じくらいセルフケアアセスメントに反映させていきましょう。

4 セルフケアアセ...

情報収集し，セル...

まず，7つのセルフケ...メモを手元に置いて），...ア項目に関連する主観的...手ならば，とりあえず箇...

クライエントのセルフケ...の情報，クライエントの観...どさまざまですが，特にク...理由で行動できなかったり...に依存します。治療的関係...き出すように努めてくださ...

頭に入れて（覚えられなければ...そして，それぞれのセルフケ...ます。整った文章にするのが苦...

力されている情報，他職種から...トとの会話から得られた情報な...安に思っていたり，どのような...なたとクライエントとの関係性...だけクライエントの本音を引...

項目ごとにアセスメント...

セルフケア項目ごとに情報...ケア項目の「情報」に対して，...クライエントのセルフケアが現...でしょうか？　ここには，精神...

ントをしてみましょう。セルフ...的な「解釈」をしていきます。...何による影響だと考えられる...学などの知識が総動員されるの

で，不勉強さはアセスメントに如実に現れてしまいます。日々，知識のアップデートに努め，精緻で多角的なアセスメントができるように研鑽を続けてください。

また，1つの情報に対する解釈は1つとは限りません，むしろ，複数の要因が複雑に絡んでいることのほうが多くあります。初期のアセスメントには多くの「○○が原因である可能性」を残しておくとよいでしょう。看護過程が進むにつれてこれらは次第に整理されていくので，アセスメントはどんどん洗練されていきます。

コプロダクション型精神看護過程では，クライエントが自分自身へのケア計画づくりに参加します。そこでは私たち看護師が行ったアセスメントも，できる範囲で共有するのが望ましく，その過程で「いやいや，私がこのセルフケアが今できないのはその理由じゃないよ」などと，看護師のアセスメントが的外れだったことに気づかされることもあります。

ケアの方向性を考える

ここでは，「②普遍的セルフケア要件（要素）とその内容」のアセスメントに沿って，援助方法の方向性について書いていきます。具体的なケア方法や手順については計画表に書くので，ここではケアの方向性を示すことができればよいでしょう。

援助方法について，セルフケア理論では表5のような段階が示されていますので，これ

らを参考にしつつ，例えばレベルⅢで
ていることを把握し，入院中から準備で
いでしょう。

表5　オレムとアンダーウッドのセルフケアレベルと…

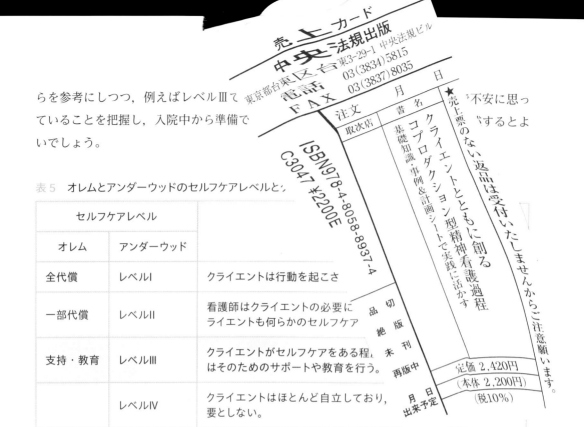

セルフケアレベル		
オレム	アンダーウッド	
全代償	レベルⅠ	クライエントは行動を起こさ
一部代償	レベルⅡ	看護師はクライエントの必要に ライエントも何らかのセルフケア
支持・教育	レベルⅢ	クライエントがセルフケアをある程… はそのためのサポートや教育を行う。
	レベルⅣ	クライエントはほとんど自立しており， 要としない。

5　セルフケアアセスメントから，コプロダクション計画へ

　このようなセルフケアアセスメントのプロセスから，看護ケアが必要そうなポイントが自然に抽出されてきます。これらの抽出されてきたポイントに対して，ケアの優先順位や具体的な内容・手順を考えていくのですが，セルフケアアセスメントは，リカバリーやストレングスモデルの視点を強く意識しないと，「○○ができない」「○○が不足している」など，問題のみをとらえてしまい，看護師の目線からみた問題解決を追求しがちになってしまうのが弱点でした。

　そこで，セルフケアアセスメントをリカバリー志向にするために，これまでに解説したような工夫をしてみてください。そして，前述したように，コプロダクション型精神看護過程ではクライエントが自分自身へのケア計画づくりに参加します。つまり，ここで記述されるケアの方向性は，私たちが行ったアセスメントに基づいてクライエントに提案する方向性に過ぎません。しかし，私たちが丁寧にアセスメントをすることによって，クライエントに提案するケアの質はぐっと高まり，クライエントも納得してケアに参画するようになるでしょう。

[参考文献]
・O'Brien AJ：The therapeutic relationship: historical development and contemporary

significance. Journal of Psychiatric and Mental Health Nursing, 8 (2), 129-137, 2001.
・Peplau HE：Interpersonal Relations in Nursing: A Conceptual Frame of Reference for Psychodynamic Nursing. Macmillan, 1952/1988.
・Engel GL：The need for a new medical model: a challenge for biomedicine. Science, 196, 129-136, 1977.
・Engel GL：The clinical application of the biopsychosocial model. American Jouraal of Psychiatry, 137, 535-544, 1980.
・南裕子，稲岡文昭監修，粕田孝行編：セルフケア概念と看護実践－ Dr.P.R.Underwood の視点から－．へるす出版，1993.
・パトリシア・R・アンダーウッド：看護理論の臨床活用．日本看護協会出版会，2003.
・萱間真美，稲垣中編：精神看護学Ⅱ　地域・臨床で活かすケア，改訂第3版．南江堂，2022.
・ボブ・プライス編，スティーブン J. カバナ：看護モデルを使う①オレムのセルフケア・モデル．医学書院，1993.

第 2 章

コプロダクション型
精神看護過程

1 コプロダクションとは

1 コプロダクションとは

　コプロダクション（Co-production）とは，「専門家と市民が，人々と地域社会の生活の質を向上させるために，両方のパートナーが重要な貢献をしていることを認識し，一緒に支援を計画し，提供する力を共有する関係」[1] と説明されています。

　また，コプロダクションという表現がどのくらいの共同レベルを意味するのかについて，宮本はさまざまな文献をもとに図1のように整理しています[2]。

図1　共同創造のはしご

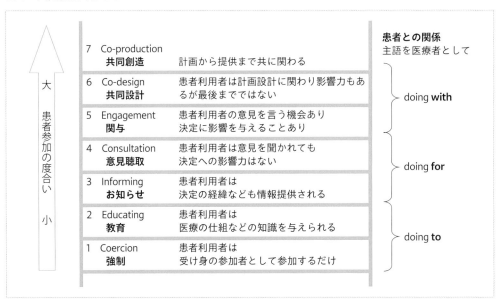

（宮本有紀：共同創造のうまれる場：共同創造を目指して．日本精神保健看護学会誌，30（2），76-81，2021．）

　「コプロダクション」と表現する場合には，クライエントが看護師と対等に意見を出し合い，提供されるサービス内容の決定に関与するというような，それくらい大きいかかわりの状態を意味しています。似たような概念として，「パーソナライゼーション（クライエントがサービスの共同設計者となる）」がありますが，これは図1に当てはめてみると，「共同設計（Co-design）」，あるいは「関与（Engagement）」にあたると考えることができます。

2 精神看護の臨床はコプロダクションが求められる領域

コプロダクションは，表1にあげるような場合に特に適切であると説明されています[3]。

表1 コプロダクションが特に適切であるとき

- 長期的な支援が必要な場合
- 支援内容が非常に個別的であることが重要な場合
- さまざまな人や機関が協力しなければならない場合
- 必要なものが時間とともに変化しそうな場合
- サービスがその人の生活の質に対して，小さな影響ではなく，大きな影響を与える可能性がある場合

(Hunter S, Ritchie P：Co-production and Personalisation in Social Care: Changing Relationships in the Provision of Social Care. pp.16-17, Jessica Kingsley Publishers, 2007.)

精神疾患は慢性疾患であり，病気を克服していくという表現よりも，より良く病気とつきあっていくという表現のほうが，その人の人生をより表しているかもしれません。疾患に由来する不快な症状に対して，あるいはそれに影響を与えてしまうライフイベントに対して，私たち看護師は，クライエントの療養生活に襲いかかる悪い波ができるだけ小さくなるように，クライエントがその波を安全に乗り越えることができるように支援します。

その波を乗り越える支援技術にはある程度の枠組みはあるものの，ほとんどがオーダーメイドです。精神疾患は同じ診断名であっても症状は人それぞれ大きく異なりますし，症状に対してクライエントがどのようにとらえているかもさまざまですから，支援のあり方もそれにあわせていかなければなりません。そして，多くの場合，医師や看護師による医療サービスだけで必要な支援が充足することはなく，精神保健福祉士，公認心理師，薬剤師といった専門職，家族や友人，職場の同僚や上司，借りている住居の大家さん，近隣住民，よく買い物に行く商店の店員さんまで多くの人のかかわりが必要とされます。もちろん，これらの人の出番はクライエントのライフステージや症状によって変化していきます。

私たち看護師が提供するサービスは，症状のマネジメントにとどまらず，クライエントの日常生活を，もっと大きくいえば，クライエントの人生をサポートするものであり，間違いなく大きな影響を与えるでしょう。

このように，精神看護の臨床実践は，まさにコプロダクションが求められる領域であることがわかります。また，精神疾患のある人のみならず，コプロダクションは他の多くの疾患と向き合っている人にも適応できることができるでしょう。

［引用文献］
1）Slay J, Stephens L：Co-production in mental health: A literature review. new economics foundation, 2013.
2）宮本有紀：共同創造のうまれる場：共同創造を目指して．日本精神保健看護学会誌，30(2)，76-81，2021.
3）Hunter S, Ritchie P：Co-production and Personalisation in Social Care: Changing Relationships in the Provision of Social Care. pp.16-17, Jessica Kingsley Publishers, 2007.

2 コプロダクションの基盤となる 考え方と運用ルール

1 コプロダクションの基盤となる考え方と運用ルールについて

　ハンター（Susan Hunter）とリッチー（Pete Ritchie）はコプロダクションの基盤となる考え方と運用ルールについて，表2に示す7項目をあげています[1]。

表2　コプロダクションの運用ルールと基盤となる考え方

運用ルール	基盤となる考え方
① サービス利用者は，提供者と課題を共有するだけではなく，提供するサービスの計画と実施にも関与すること	人によって状況の解釈や価値観が異なり，解決へ向けたアプローチも異なることを認識し，1つの正解を強制するのではなく，行動への関与や責任を共有することを目標とする。
② サービス提供者と利用者とで立場や考え方が違うことをオープンに議論し，透明化すること	支援者にとっての大切なことは，サービス利用者の大切なことと同一ではないことを認識する。 支援者の前で話したことと，記録として残した内容に違いがある場合，それは支援者にとって都合のよい内容になっていることを認識する。
③ 治療やサービスの問題だけでなく，QOLの問題に焦点も当てること	人々の生活におけるサービスの役割について謙虚になり，提供されるものの質と限界について誠実に認識する。
④ その人のことをよく知っている人が関与すること	人々を社会的ネットワークの一部としてとらえ，友人や家族の貢献を専門スタッフと同様に評価する。
⑤ サービス提供者と利用者がもっている力の差を少なくするための意図的な戦略として，普通の言葉や設定を使用すること	提供者と利用者との距離を広げ，維持する役割を担っているルールが存在することを認識する。
⑥ より広いコミュニティを巻き込み，脅威ではなくリソースとしてとらえること	「こちら側」から見るのと同じくらい，「あちら側」からも見てみる。
⑦ 欠陥よりも才能や能力に注目すること	誰もが社会に貢献できる何かをもっていると信じる。

（Hunter S, Ritchie P：Co-production and Personalisation in Social Care: Changing Relationships in the Provision of Social Care. p.17, Jessica Kingsley Publishers, 2007. を著者が和訳し一部改変）

2 コプロダクションの基盤となる考え方のポイント

　それぞれの項目には，第1章で説明したリカバリーやストレングスモデルと関連している内容を多く含んでいることがわかると思います。以下ではこの表2の内容を参考に，看

護場面での実践を前提にして，コプロダクションの基盤となる考え方のポイントについてもう少し理解を深めてみましょう。

1 クライエントは支援者と課題を共有するだけではなく，提供されるサービスの計画と実施，評価にも関与すること

　ハンターとリッチーはこの部分の記述において，サービス提供者を主語にしていません。あえてサービス利用者（クライエント）を主語にしたのは，サービスの主導権はクライエントにあるということを表現したいからでしょう。「私へのケアをデザインするのは，あくまでも私である」という，コプロダクションの前提である最も基本的な考え方です。

　クライエントと看護師との共同でケア計画を立案していくことは，看護ケアに対する意思決定の権限をクライエントと共有することを意味します。治療的関係が構築できていたとしても，クライエントと看護師では価値観が異なりますし，置かれている状況の解釈も，必要とされるケアの認識も異なることを前提にして，話し合っていきましょう。私たちは，看護ケアを押し付けるのではなく，クライエントがケアに主体的に関与できるようになることを目標とします。

　ここで最も重要なことは，コプロダクションで立案したケア計画（以降，コプロダクション計画と表現します）が，クライエント自らのために，自らの状態や能力を考慮して，看護師と一緒に考え，納得した計画であるということです。このようなプロセスで立案した計画ですから，看護師もクライエントも責任をもって行動に移さなければなりません。クライエントのリカバリーのために，双方に役割があるのがコプロダクション計画の特徴です。もし目標が達成されれば，クライエントには達成感と自己効力感が得られます。そして，看護師には一緒に伴走できた自信や喜び，自己成長が得られるでしょう。もし達成できなくても，どちらか一方だけの責任ではありません。難しかったのはどこだったのか，もう一度一緒に悩んで，前向きに次の方法を考えることが大切です。

　このプロセスでは自然にクライエントの経験・強み・希望が反映され，そしてそれがケアに活かされていきます。ケア内容や目標について看護師とクライエントとが役割と責任を共有し，対等に協力し，お互いを尊重し，大切にしていくことは，多くのリカバリー要素を促進していきます。

2 クライエントにとって大切なことは，支援者にとって大切なことと同じではないということを意識すること

　支援者としての視点と同じくらい，クライエントの視点や立場になって考えること。当たり前と言えば当たり前なのですが，なかなかできていない，そしてついつい忘れてしまいがちなのが，この意識です。治療的関係の構築（p.22）の項目でも説明しましたが，私たちの価値観はクライエントの価値観と異なりますし，彼らの経験や状況を完全には理解するこ

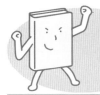
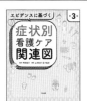

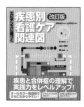

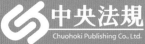

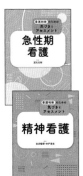
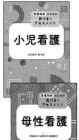
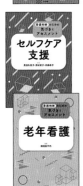
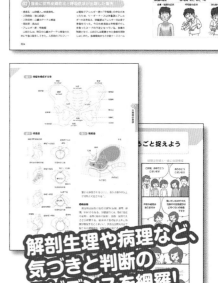

看護学生のための わかりやすい 法律・制度 新刊

ISBN 978-4-8058-8814-8

著：望月聡一郎

A5判／330頁
定価2,860円（税込）

2023年2月刊行

苦手意識を持ちやすい法律・制度をとことんわかりやすく解説！国試の過去問も収載。

看護診断の 看護過程ガイド

ゴードンの機能的健康パターンに基づくアセスメント

ISBN 978-4-8058-8748-6

編集：上野栄一
　　　西田直子

AB判／240頁
定価2,970円（税込）

2022年8月刊行

情報収集から正確な看護診断をどのように導くかをわかりやすく事例で解説！

看護にいかす 文献検索入門

学び続けるための情報探索スキル

ISBN 978-4-8058-8406-5

著：富田美加
　　松本直子

B5判／182頁
定価2,200円（税込）

2021年12月刊行

情報を効率的に検索・入手するためのノウハウを実際の検索画面でわかりやすく解説！

精神科看護 ポケットガイド

ISBN 978-4-8058-8773-8

編集：川野雅資

新書判／256頁
定価2,420円（税込）

2022年9月刊行

臨床で役立つ161項目を、エビデンスに基づいた最新の内容で解説！

看護のための 検査値の見かた ポケットガイド

ISBN 978-4-8058-8774-5

編集：
東京女子医科大学
附属足立医療センター看護部

新書判／326頁
定価2,200円（税込）

2022年12月刊行

基準値・異常値にとどまらず、検査の目的や結果を読み解くポイントを整理！

ナースのための レポートの書き方 第2版

仕事で使える「伝わる文章」の作法

ISBN 978-4-8058-8102-6

著：水戸美津子

A5判／104頁
定価2,200円（税込）

2020年3月刊行

会議録や研修報告書等の書き方、Power Pointのスライド作成のコツを解説！

改訂 身近な事例で学ぶ 看護倫理

ISBN 978-4-8058-8118-7

著：宮脇美保子

A5判／184頁
定価2,200円（税込）

2020年3月刊行

日常的なジレンマに悩む看護師や看護学生に倫理的な考え方・行動を示す一冊。

新版 精神看護学

ISBN 978-4-8058-8177-4

監修：
一般社団法人
日本精神科看護協会

編集：遠藤淑美
　　　末安民生

B5判／502頁
定価3,960円（税込）

2020年7月刊行

基礎的な知識や理論をわかりやすく解説した「精神看護学」のテキスト。事例を多数収載。

公衆衛生看護学 第3版

ISBN 978-4-8058-8388-4

編集：上野昌江
　　　和泉京子

B5判／650頁
定価4,180円（税込）

2021年12月刊行

2022年度からの新カリに対応した、「地域・在宅看護論」でも活用できるテキスト。

とはできません。ただ，それはそれでよいのです。異なることを前提にして「私はこう考えているのだけど」と話を進めていくことが大切で，それによってケアの方向性を修正していくことができます。

　看護師が思う「こうなってほしい」「こうあるべき」という価値観が，クライエントの「こうしたい」「こうなりたい」という希望と同じ方向を向かなくなってしまうと，その計画はクライエントにとって「させられた」ものになってしまいます。他者によって授けられた問題解決によって，短期的にはよい結果が得られるようにみえます。しかし，それによって今自分に起こっている出来事と「どう自分でつきあっていくか」が先送りになってしまい，最終的にはリカバリーの要素である「自己決定」の機会を奪ってしまうのです。

3　支援者が提供するサービスの役割や内容についてクライエントに説明でき，クライエントの生活にもたらせることの限界について誠実に説明できること

　「①クライエントは支援者と課題を共有するだけではなく，提供されるサービスの計画と実施，評価にも関与すること」にて説明したように，コプロダクションの実践のためにはクライエントと看護師が計画立案から実践・評価までかかわる必要があります。ただ，クライエントが「自分へのサービスを一緒にケアを創り上げる」ことに慣れるまでの間は，クライエントからの提案や希望があまり出てこず，看護師に立案を委ねてくるかもしれません。そのようなときは，率直に看護師の視点で行ったアセスメントと，それに基づいて提案したいサービスを説明してみましょう（臨床的には「ケア」という表現のほうが馴染みがあると思いますので，このセクションでは以後「ケア」で表現します）。

　さて，あなたが提案しようとしているケアを，あなたはクライエントに自信をもってうまく説明できるでしょうか？　ここでは，プロフェッショナルとしての看護師がどのような視点でクライエントをとらえているのか，そのケアがなぜ必要だと考えているのか，そしてそのケアによって何をもたらすことができ，逆に限界点はどこなのか，クライエントが十分に納得できるように説明しなくてはなりません。この説明には，あなたのクライエントに対する真摯さと熱意，そして看護師としての総合的な知識と経験，そのすべてが問われます。

　提案するケアの目的や内容をクライエントに説明すると，もしかしたら，「えー，その目標は私には高すぎるよ」「うーん，それはやりたくないなあ」「私はそんなこと求めてないよ」「正直，めんどうだなあ」などの反応が返ってくるかもしれません。しかし，そういった反応こそが，コプロダクションのスタートです。クライエントの反応に対して，そう考えた理由を丁寧に聴き取り，クライエントが納得して取り組める内容に修正をしていってください。

　コプロダクションによって創り上げたケア計画は，看護師としてのあなたが考える「最も良い」内容ではないかもしれません。しかし，クライエントが納得し，主体的に取り組める「ちょっと良い」ケア計画を遂行し，達成や失敗，修正を繰り返していくなかで，クライエ

ントにとっての「最も良い」計画に近づいていくでしょう。

　繰り返しになりますが，コプロダクションを実践するにあたって，看護師側の前提にはプロフェッショナルとしての知識や経験，そして丁寧なアセスメントに基づいた提案力が必要です。クライエントが何らかの難しい選択をするとき，そしてそれらが看護師からみて最善の利益にはつながらないと思われるときには，より一層クライエントとの信頼関係と私たちの提案力が問われるのです。

　ごく稀に，「○○さんがこんなことを希望しているので」「○○さんがやりたくないと言ったので」という理由だけでケアを立案する看護師がいます。それはある意味，計画した内容及び結果のすべてをクライエントのせいにしているようなもので，それではあなたが看護師である必要性がありません。クライエントがあなたを信頼してコプロダクションするには，プロフェッショナルの看護師として信頼されていることも必要です。クライエントの「自己決定」には，プロフェッショナルとしての看護師の提案や説明も必要となるのです。

4 支援者にしかわからない言葉を用いず，クライエントと共通で理解できる言葉で内容を共有すること

　私たちは，クライエントの状態や実践したケアについて，たくさんの専門用語を用いて看護記録として書き残しています(現代ではほとんどが電子カルテへの入力だと思いますが)。そして，コプロダクション型精神看護過程を導入するまでは，ケア計画も同様に専門用語を用いて書いていたと思います。医学的な専門用語を用いることは，医師等との多職種連携という視点においては有用で，具体的な事象を描写しなくても，その事象を表現する一語の専門用語で共通理解をすることができます。

　ここで「共通理解」とお伝えしましたが，多職種という概念を少し拡大してクライエント（いわば自分に関する専門家）も含むとしたらどうでしょうか。医学的，あるいは看護の専門用語は通用しないでしょう。コプロダクションでは，クライエントに看護師としての視点（看護アセスメント）を伝えるときにも，一緒にケアを考えているときも，ケア内容を書面として残していくときも，ケアの評価をするときも，一貫してクライエントが理解できる言葉を用います。病気とのつきあいが長く，専門用語を私たちよりも使いこなしているクライエントもいますが，基本的にクライエントは，専門用語で説明や提案をされると困惑してしまいます。クライエントの理解度にあわせて，伝えたいことを十分に理解してもらえる言葉を選びながら，そして共通理解になっているかを確認しながら丁寧に話し合っていきましょう。

5 クライエントの前で話したことと，記録として残した内容に違いがないようにすること

　さて，治療的関係の構築から始まり，お互いの考えを理解したうえで，クライエントとケ

アの目標を共有し，コプロダクション計画を作成することができたとします。いよいよコプロダクション計画に沿った実践を始めるのですが，クライエントに渡したコプロダクション計画表と，あなたの手元にある（あるいは電子カルテに入力した）計画表の内容は同じでしょうか？　また，ケアを実践した結果をフィードバックするときにクライエントに伝えた内容と，記録として残した内容は同じものでしょうか？

　もし内容に違いがあるとするならば，それはたいていの場合，支援者側の記録にはクライエントには直接伝えられない内容が存在するのでしょう。その直接伝えられない何かは，クライエントと支援者で理解が異なってしまったもの，あるいはクライエントが納得できなかったことが含まれるのかもしれません。そのような状態でケアを進めていっても，コプロダクションは「表向き」あるいは「形だけ」となってしまい，ちぐはぐで効果の乏しいケアになってしまいます。

　例えば，表向きはクライエントが希望している自宅への退院に向けて一緒にケアを計画し，実践しているようにみえて，実際にはクライエントが知らないところで転院の話が進んでいるという記録が残されているとします。クライエントは自宅への退院を目標に頑張っていたのに，ある日突然「○○さんは自宅への退院は難しく，転院することになりました」と伝えられたらどんなことを思うでしょうか。裏切られたことに対する怒りと，支援者に対する不信と，そして希望が叶えられない絶望感すら抱いてしまうでしょう。そして，看護師にも言いようのない不全感と無力感が残ってしまいます。

　臨床ではこれまでたびたびみられてきた光景ではありますが，こういった帰結を回避するためには，苦しくても現実を隠すのではなく，今の状態では自宅への退院が難しいのではないかというアセスメントをできる限り丁寧に説明し，何がどうなれば自宅への退院がみえてくるのかという見通しを伝えなければなりません。もちろん，クライエントはさまざまな感情とともに私たちのアセスメントとは異なる考えを話してくれるでしょう。なかなか折り合わない我慢の展開になることが予想されますが，少しずつでも納得できる努力の方向が見えてくるはずです。

　「②クライエントにとって大切なことは，支援者にとって大切なことと同じではないということを意識すること」（p.50）で説明したように，コプロダクションのスタート地点はお互いの考えの違いを認め，お互いのイメージするリカバリーを近づけていくことです。そのプロセスを正直に記録に残していくということが，コプロダクションにおいて必要なことなのです。

［引用文献］
1）Hunter S, Ritchie P：Co-production and Personalisation in Social Care: Changing Relationships in the Provision of Social Care. p.17, Jessica Kingsley Publishers, 2007.

3 コプロダクション型精神看護過程の展開

コプロダクション型精神看護過程の展開は，端的にいうと，クライエントがイメージするリカバリーを共有して，長期目標，短期目標，ケア計画をクライエントと一緒に考え，ケア計画を共同して作成し，実践することです。もちろん，計画の評価や修正もクライエントと共同して行います。このプロセスは従来の看護計画よりも作成や評価に時間がかかります。しかし，時間をかけて一緒に作り上げることで信頼関係が高まり，クライエントが納得するサービスを提供することができれば，よい結果が現れてくるはずです。

ここからは，架空の事例を通してコプロダクション型精神看護過程をどのように展開していくのかについて説明していきます。コプロダクション型精神看護過程に活用できるアセスメント様式とコプロダクション計画シートを巻末に収載しているので，あわせて確認してください。以下では抜粋している部分もありますが，実際には様式にある各シートをまとめていくことが，コプロダクション型精神看護過程を展開するのに役立ちます。

1 コプロダクション型精神看護過程の手順

コプロダクション型精神看護過程の順序そのものは，従来の看護過程の展開と比べてそれほど大きな違いはありません。ただし，それぞれの手順において注意しなければならない点があるので，以降の解説に示したことを意識しながら展開していきましょう。

1 治療的関係を構築する

第１章で治療的関係の構築とコプロダクションは円環的な関係があるという説明をしました（p.22）が，かかわりのスタートにおいては信頼関係（治療的関係）の構築が最優先になります。第１章で紹介した技術を意識しながら，焦らずに治療的関係を構築していきましょう。

2 客観的な看護アセスメントを行う

治療的関係が構築されていくのにつれて，さまざまな情報が集まってくるので，セルフケア理論などに基づいた客観的なアセスメントを進めていきます。本書では各アセスメントの具体的な方法については説明しませんので，拙著『看護判断のための気づきとアセスメント

精神看護』等のテキストを参考にして，看護アセスメントを進めていきましょう。

　以下に，架空の事例を例に，収集した情報から看護師による客観的なアセスメント（要約したもの）までを行ったものを提示します。ここまでのプロセスは，従来型の看護過程と比べて大きな違いはありませんが，ここまでに紹介した内容をおさえながら看護アセスメントを行い，「③リカバリーイメージを理解し，クライエントのもつ強みを引き出す」（p.58）以降の手順に進みましょう。

A さんの基本情報

氏名：A さん　　　　　年齢：女性　　　　　性別：20 歳
入院日：X 年 6 月 5 日　　入院回数：1 回目　　現在の入院形態：医療保護入院
現在の行動制限：病棟内フリー
最新アセスメント日：X 年 9 月 22 日

精神科診断名：神経性やせ症（DSM-5）
主訴・主症状：太るのが怖い，食べるのが怖い
治療方針：低栄養，低体重に対して，身体管理マニュアルに沿って栄養療法を行う
　　　　　BMI ＝ 16 を目標に体重増加を目指す
身体合併症の既往歴：なし

生育歴：
東海地方にて同胞 2 名中第 2 子として出生。発育・発達に特段の指摘はなく，小・中学校ともに特段のエピソードはない。高校ではダンス部に所属し，部長も経験している。高校の学業成績は良好であり，高校卒業後は希望していた美容師養成の専門学校に入学した。

現病歴：
もともとやせ型であったが，食べることは好きで，肉やご飯をよく食べていた。X-6 年（中学 2 年）頃に少し体重が増え，友だちにからかわれたことがある。また，同年の年末年始に親戚に体型について「少し太ったかしら」と言われたこともあり，この頃から体重や体型を気にするようになった。X-4 年（高校 2 年）頃は体重 56kg（BMI ＝ 21.9）であり，友だちと一緒にダイエットを始め，食事は 1 日 1 食のみに制限していた。1 日 1 食の生活は専門学校進学まで続き，高校卒業時には体重は 45kg（BMI ＝ 17.6）まで減量した。専門学校に入学してからも食事制限を続けていたうえに，友人関係にストレスを抱え，36kg まで減量していった。次第に「食べると気持ち悪い」と言うようになり，食事や飲水ができなくなっていった。

今回の入院に至った経緯：

X年３月より体重はさらに減少し続け，同年４月には生活動作が次第に困難になり，１人で入浴する，立ち上がる，ズボンを履くなどの動作に介助が必要になった。また，夜間には呼吸困難が出現するようになった。この時点で体重は31kgまで低下していたが，心配する両親に対して「体重で判断しないでほしい」と声を荒げる場面もあり，体重が増えて身体に脂肪がつくことに対する恐怖感を述べていた。４月下旬には歩行困難となり，かかりつけ医から精神科への紹介があった。精神科医より入院治療の必要性を伝えられ，Aさんは頑なに入院を拒否していたが，両親の同意にて同年６月５日に医療保護入院となった。

生物学的アセスメント（まとめ）：

入院時のBMI = 11.8，るい痩・骨突出顕著であり，検査値は低栄養状態を示していた。さらに筋力低下も伴い，歩行困難な状態であった。入院114日が経過した現在，治療によりBMI = 15.7（退院目標BMI = 16）まで上昇し，毎日毎食全量摂取ができている。また，栄養療法によって体重増加や低栄養状態の改善がみられたが，「体重が増えても喜べない」「現在の体型に魅力を感じない」等の発言は少なくなっている。一方で，周囲の発言に影響を受けやすく，他患者から「顔が丸くなった」と言われたことで肥満恐怖が高まってしまった場面があったため，今後もまだ不安定になる可能性があると考えられる。

現在の行動制限は院内フリーであり，散歩，レクリエーションへの参加，作業療法・理学療法などに意欲的に参加しているものの，体重を意識した過活動は見られていない。退院が近づいていることを意識しており，退院に向けてできるようになったことを認めたり，不安を表出したり，欲動を抑制したり推進したりするバランスもとれてきていると考えられる。退院後も症状を繰り返さずに過ごせるような支援をしていく必要がある。

心理学的アセスメント（まとめ）：

発症のきっかけや症状の再燃・悪化に影響を及ぼしていることとして，他者の体型に関する言動や人間関係のストレスがあると考えられる。退院後に学校に戻るにあたり，友人関係の再構築に不安を抱えていることから，新しい環境においても，信頼でき，Aさんを大切にしてくれる友人をつくることや，家庭においても不安や悩みを吐露できる環境を整えていくことによって，対人関係ストレスによる症状再燃の予防につながると考えられる。

また，入院中にもみられているボディイメージの歪みととらえられる発言に関しては，Aさんが"解決への努力期"から"受容期"へと向かえるように，Aさんができていることを言葉にして伝え，ありのままの頑張るAさんを認め，受容する姿勢でかかわり，Aさんが障がいと折り合いをつけて生活し，自分を認めていけるように支援する必要がある。

社会学的アセスメントのまとめ：

　Aさんの両親は共働きであり，経済面での問題はない。情緒的なサポートは主に母親がしていたようである。Aさんの入院後は，両親ともに神経性やせ症の症状や治療について勉強し理解を深め，娘のためにできるだけのことはしたいという意思を示しており，入院中も電話での会話を通じて心理的なサポートを行っている。また，兄とも入院を機によく会話をするようになったとのことである。入院をきっかけとして家族全体の病気への理解はかなり得られているため，退院後も症状が再燃しないように家族の協力体制の構築を支援し，AさんがSOSを発信できるような環境を調整していく必要がある。

Aさんのセルフケアアセスメント（抜粋）

空気・水・食物

　入院114日目現在，治療の枠組みに沿って病院から提供される食事を全量摂取することができている状況である。現在のBMIは15.7であり，退院の目標としているBMI＝16まで残りわずかである。看護師との会話のなかで，退院後に食べたいものの話をしたり，食事でおいしかったメニューの話を笑顔でしたりと，食事に対する嫌悪感は減りつつあると考えられる。しかし，まだ体重や体型を気にしてしまうことや，太ることに抵抗感があることも自覚しており，Aさんのなかでアンビバレンツな感情や葛藤がみられる。何かしらのネガティブなイベントによって再び食事に対する嫌悪感が現れ，食べなくなってしまう可能性があると考えられるため，食事量及び摂取内容の観察と，食事に対する気持ちの把握を継続し，支持的にかかわっていく必要がある。

安全を保つ能力

　AさんのBMIは回復してきているものの，歩行がまだ不安定な状況であるため，歩行器を使用している。Aさんの目標として，「歩けるようになって退院したい」「階段の昇降ができるようになりたい」があり，リハビリテーションにおいても，下肢筋力訓練から階段の昇降の練習が始まっている。退院の目標がBMI＝16であり，退院が近づいているなかで，身体機能の回復が思うように進まないことから，退院までに自分の力で歩けるようになるのか，階段の昇降ができるようになるのか，不安や焦りがあると考えられる。リハビリテーションにも頑張って取り組んでいるが，バランスを崩してふらつく場面もあったため，焦りから転倒してしまう可能性が高いと考えられる。今後，どのような状態になってから退院をしたいのかを再確認し，退院前後を通して，転倒しないための行動の仕方を改めて一緒に考えたり，リハビリテーションの進行状況にあわせてADLを拡大していけるように見守り，声かけをしていく必要がある。

病気とのつきあい

　Aさんは今回の入院が初めてであったものの，114日の入院の間に自分の病気に関

する心理教育を受け，自身についての理解を深めている。しかし，まだ体重や体型を気にしてしまうことや，太ることに抵抗感があることも自覚しており，Aさんのなかでアンビバレンツな感情や葛藤がみられている。入退院を繰り返さないためにも，Aさんがアンビバレンツな感情を抱いている自分を肯定的に受け入れ，困難に立ち向かおうとしている自分を認めていけることが大切であると考える。そのため，Aさんの強みとなっていることをポジティブフィードバックし，自己肯定感を高めていけるようかかわる必要がある。また，やせたい気持ちが出た場合の対処方法や，そうなった場合の相談相手や相談方法を一緒に考え，そしてAさんが自覚しているストレスについても一緒に振り返り，前向きに症状をコントロールしていく方法を見つけていく必要がある。

3 リカバリーイメージを理解し，クライエントのもつ強みを引き出す

　クライエントに希望を尋ねても，「希望と言われても…，思いつかないです」「早く退院できれば，ただそれだけでよいです」という答えが返ってくるだけのこともあるでしょう。希望について尋ねられても案外答えられないもので，それが逆境のなかであればあるほど難しく，想像すらできないかもしれません。

　第1章で説明したように，生活のなかのちょっとした「こんなことしたいな」も希望です。「今後の生活で希望していることは何ですか？」と聞くよりも，「何かやってみたいことはありませんか？」「最近興味をもっていることはありませんか？」などと聞くほうが，会話のなかで希望が引き出せるかもしれません。また，これも繰り返しになりますが，クライエントのもつ強みは，誰よりもクライエント自身が自覚できていないことがあります。これはクライエントの強みだなとあなたが思ったら，積極的にクライエントに伝えてみてください。自身の強みを自覚することは自己肯定感にもつながるので，実はこれもケアの一環です。

　クライエントのもつ強みを引き出すのは，会話のなかだけで行うのは難しいことがありますので，ストレングス・マッピングシート（p.21，図7）なども積極的に使用してみましょう。このシートの使用方法は成書に詳しく書かれているので参照するようにしてください。

　Aさんのストレングスをアセスメントすると，以下のような点があげられました。

Aさんのストレングスのアセスメント

希望

・目標体重になったら早く退院したい

・美容師になりたい（現在，専門学校の2年生）

・階段の昇降ができるようになりたい

強みや役に立つ経験

・3食残さず食事摂取することができる
・歩行するための体力・筋力を維持できる体重を目指すことができる
・車いすや歩行器を安全に使用しながら，転倒に気をつけて移動することができる
・目標である「階段の昇降」を実現するために，リハビリテーションに意欲的に取り組む
　ことができる
・不安や悩みを抱え込まずに医療者に相談することができる
・少しずつ自分の体型を受け入れることができている
・Aさんを支え，応援してくれる大切な家族が味方でいてくれる

4 目標を一緒に立てる

　クライエントと事前に相談して，30分くらいお話をさせていただく時間をもらいましょう。リカバリーのイメージを共有し，目標を一緒に考えるだけでもかなり多くの時間がかかります。一度の話し合いで完成させようなどとは思わず，その日に共有できたことを確認して，次回の話し合いにつなげることが大切です。焦らず，クライエントのスケジュールや疲れ，内容にも気を配りながら少しずつ進めます。

　具体的にはまず，ケア計画の概要（方向性）について提案していきましょう。もしあなたがまとめた看護アセスメントをクライエントに見てもらえる状態であるならば，一緒にそれを見ながら，あなたがまとめたアセスメントを説明してからケアの方向性を提案してもよいかもしれません。ただし，専門用語や理解が難しい用語は，クライエントに伝わる言葉に置き換えて説明しましょう。

Aさんのコプロダクション計画／看護計画リスト

#1：退院後もやせたい気持ちが出たときに，Aさんなりに対処できる方法やコントロールできる方
　　法を一緒に考える
#2：退院後も継続して，転倒せず安全な行動をとることができるような方法を一緒に考える
#3：退院後の生活環境や対人関係の変化により感じるストレスを想定し，そのストレスを回避する方
　　法や対処する方法を一緒に考える

　次に，クライエントの希望やストレングスを踏まえて，目標を考えていきましょう。必要物品として，巻末に収載した資料の中にある，白紙のコプロダクション計画表（p.142・143）と筆記用具があれば十分です。何度でも書き直しができるように計画表は何枚かコピーを持っておくとよいかもしれません。

> **#1**：退院後もやせたい気持ちが出たときに，A さんなりに対処できる方法やコントロールできる方法を一緒に考える
>
> ---
>
> **A さんの希望，ストレングス**
> 希望）将来は美容師になりたい
> ストレングス）少しずつ自分の体型を受け入れることができるようになってきた
> ストレングス）手先が昔から器用だった
> **長期目標**
> 退院後にやせたい気持ちや絶食への思いが強くなったときに，自分で対処できそうな方法を 3 つつくる
> **短期目標**
> ① やせたい気持ちが出てしまうときはどのようなときか，具体的にあげることができる
> ② 食生活や体型に関する不安への対処方法をいくつかあげることができる
> ③ 退院後にリラックスできる過ごし方をいくつかあげることができる

5 コプロダクション計画表を一緒に作成する

　リカバリーやストレングスのイメージや目標の共有ができたら，同じ計画表を用いて具体的な計画を書いていきましょう。抽象的にならないように，行動することを具体的に書いていくのがコツです。前節の「④支援者にしかわからない言葉を用いず，クライエントと共通で理解できる言葉で内容を共有すること」（p.52）で紹介したように，クライエントと共通理解できる言葉を用いて書くようにしてください。また，計画表の左半分「○○さんが取り組むこと」の欄は，できればクライエント自身に書いてもらいましょう。

A さんのコプロダクション計画表

A さんが取り組むこと	**看護師が取り組むこと**
①普段，不安になったときに気分を紛らわすためにしていた行動を 5 つあげてみる	〈**観察すること**〉
	①食事に対する現在の思い
②やせたい気持ちが出てしまうときはどんなときかイメージし，言葉にして表現する	②日々の食事摂取状況
	③栄養に関する知識や理解度
	④家族のサポート体制
③入退院を繰り返さず，退院後に穏やかな気持ちで食卓を囲めるように，	⑤病棟でどのように過ごしているか
	⑥不安な表情や言葉

退院後にどう過ごしていきたいか目標を立てる

④最後に，①〜③を通して，自分のなかで症状が出現したときの対処方法を3つあげてみる

〈取り組むこと〉

①Aさんが感じている食事への思いや，疾患にどのように向き合っていきたいのかについて，一緒に話ができる環境を整える

②Aさんが，退院が見えてきて感じる不安や困っていることを，ゆっくり聴く

③退院後を見据えて，Aさんの立てた目標が叶えられるように，具体的な過ごし方や必要なものについて一緒に考える

④Aさんが前向きにとらえていたり，考えられていることがあったときには，そのことを言葉にして伝える

⑤Aさんが具体的なイメージがもてないとき，対策が見つからないときは，Aさんの強みを活かした助言をする

⑥退院後，つらくなったりやせたい気持ちが出現したときに，1人で我慢せず，頼れる人がいないか一緒に考える

　作成したコプロダクション計画表は，できる限りクライエントにも同じものを持ってもらうようにします。コピーをとって，本人にお渡ししましょう。次頁の「⑦コプロダクション計画表を評価・修正する」で詳述しますが，新たに計画表をつくりなおすこともありますので，これまでの歩みがわかるようにバインダーなどでまとめておくとよいでしょう。

6 計画に基づいてケアを実践する

　作成した計画に沿ってケアを実践していきます。あなたが病棟勤務であれば，コプロダクション計画表を一緒に作成したクライエントを担当する日には，お互いに計画に沿って行動できているかを確認するようにしましょう。訪問看護や外来看護の場合は，クライエントと接する機会が限られていますので，忘れずに確認するようにしてください。確認する際には，ポジティブフィードバックを忘れずに，そして労いの言葉かけをしましょう。

コプロダクション型精神看護過程では，立案した計画の評価及び修正もクライエントと一緒に行います。理想的には1週間に1回程度の頻度で，計画に沿ったケアができているか振り返りを行い，必要に応じて修正していきましょう。現状の日本における入院病棟の体制を考慮すればなかなか難しい面もあると思いますが，計画を立案したままで振り返らずに放置してしまうことは，計画を立案していないこと，つまり無計画にケアを提供していることと同じです。

評価方法は立案方法と同様に，長期目標から短期目標の順に確認していくとよいでしょう。長期目標の期限を「退院まで」としている場合は，入院中は短期目標に注目し，目標を達成することができたか，達成ができなかった場合は，設定した目標が高過ぎないかを確認して修正していきましょう。

Aさんのコプロダクション計画表の評価

評価と修正
○○年○○月○○日 〈短期目標①〉達成 　Aさんのなかで，症状を繰り返しそうな場面を具体的に明確にイメージすることができるようになりましたので，達成とします。 〈短期目標②と③〉一部達成→継続 　納得して食事を続けていけそうなAさんなりの対処方法を考えることができており，退院後に症状を繰り返さないように，自分と向き合うことができていると考えました。 　一方で，退院後の食事量のアップや完食に関する説明に対しては，なかなか受け入れることができないようでしたね。家族よりも自分が食べていることにイライラが溜まったり，ショックなライフイベント（失恋など）により，指示された食事量を維持することが難しいようでした。食べない選択をする前に，つらい気持ちを他者に伝えたり，自分が食べたいものを母親に伝えたり，たまにはストレス発散で好きなものを食べに行ったりなどの，Aさんなりに考えた対処法も母親と共有して試しながら，やせたい気持ちをコントロールしつつ，食事摂取が継続できるように支援していきたいと思います。

この事例のAさんは，目標の体重に達し，退院が決定した頃から不安や心配事の表出が多くなってきました。はじめは相談できる人もいない，退院してからも1人で大丈夫なのかな，と退院後の生活や症状コントロールの方法に具体的なイメージをもてておらず，看護師のアドバイスや声かけにも自信がもてない様子でした。

しかし，退院日に向けてAさんと会話を重ねるうちに，自分にとって何が一番不安で，

どうなるとやせたい気持ちになったり，食べられなくなるのかという場面をイメージすることや，納得して食事を続けていけるように，Aさんなりの対処法まで考えることができてきました。

Aさんからは，「不安や症状が出ない可能性はゼロではないけど，とにかくやってみるしかない」との発言がみられ，退院に向けた覚悟や気持ちの切り替えができつつある様子でした。

2 コプロダクション型精神看護過程における「看護問題」と優先度

従来の看護過程においては，アセスメントから「看護問題（できていないこと）」を導き出し，それらの優先度を検討してリスト化していきます。しかし，コプロダクション型精神看護過程においては，客観的なアセスメントに基づいて導かれた「問題点」だけに焦点を当てるわけではなく，「こういうことができるようになりたい」というようなクライエントの「希望」に焦点を当てケアを計画することもあるため，クライエントと一緒に取り組んでいく看護ケアの焦点は，必ずしも「問題点」とは限りません。そのため，従来の看護過程における「看護問題」は「看護の焦点」に，「看護問題リスト」は「コプロダクション計画／看護計画リスト」に読み替えています。

また，コプロダクション型精神看護過程では，取り組みの優先度もクライエントと一緒に考えます。そのため，セルフケアアセスメントなどの客観的アセスメントに基づいた優先度とは異なる可能性がありますが，これはクライエントが大切にしていることの表れと考えることもできるので，看護師であるあなたの視点と，クライエントの視点の両方を大切にして，双方が納得できる優先度を設定していくようにしましょう。

［参考文献］
・吉川隆博，木戸芳史編：看護判断のための気づきとアセスメント 精神看護. 中央法規出版，2021.

4 コプロダクション型精神看護過程を実践できているかどうかのチェック

　コプロダクション型精神看護過程を実践できているかどうかを自分で確認したいとき，あるいは第三者が確認したいときは，その視点として表3に示したような内容をチェックするとよいでしょう。この表3を使った確認は，もちろんクライエントと一緒に行うことも可能です。

表3　コプロダクション型精神看護過程になっているか評価するポイント

希望，経験や強みを中心においているか
包括的な看護アセスメントを踏まえた内容を提案できているか，どのように提案したか
クライエントがどのくらい計画立案・実践・評価・修正に参画したか
目標やプランはお互いが理解できるレベルで具体的に記述されており，共有できているか

5 コプロダクション型の看護計画をうまく実践するヒント

1 従来型の看護計画表とコプロダクション計画表の併用

　精神科の臨床，特に入院治療の場においては，措置入院や医療保護入院等の非自発的入院で治療を受けている人がいます。また，救急・急性期の治療においては，クライエント自身と他者の安全を守るために，一時的ではあってもクライエントの意に沿わない治療及びケアを提供しなければならないことがあります。このような状況では，信頼関係を基盤としたコプロダクション計画表の作成と実践は難しいでしょうから，セルフケアアセスメントを中心とした従来の方法で看護計画を立案し，実践する必要があるでしょう。

　クライエントの状態が落ち着き，安定したコミュニケーションが少しずつできるようになってきたタイミングで，看護問題としてあげていた"＃（ナンバー）"について，コプロダクション型に移行できないか検討してみましょう。もちろん，看護計画リストにあげている項目が，すべてコプロダクション計画，あるいは従来型の看護計画で統一されている必要はありません。

　例えば，当初は"＃1"から"＃3"まですべて従来型の看護計画であったものの，治療が進んだことでコミュニケーションができるようになってきたため，まず"＃1"からコプロダクション型に移行するというパターンが考えられます。逆に，コプロダクション型であった計画が，クライエントの症状悪化に伴い従来型に移行するということも考えられます。クライエントの状態にあわせて，柔軟に対応していきましょう。

2 電子カルテシステムとコプロダクション型精神看護過程の併用

　皆さんの職場ではどのような記録システムを導入しているでしょうか。コプロダクション計画表は紙媒体のほうが取り扱いやすいのですが，現実的には電子カルテシステムを導入している職場が多いと思います。そして，本書で示したコプロダクション型精神看護過程の様式を，お使いの電子カルテ上でそのまま用いることは困難だと思います。通常の看護計画表しか入力できないシステムの場合，コプロダクション計画表の左部分（○○さんが取り組むこと）を入力することができません。この場合は，コプロダクション型であることを最上部に入力したうえで，「看護師が取り組むこと」「○○さんが取り組むこと」の順に見出しをつけて入力するとよいでしょう。

ただし，ここまで説明してきたように，コプロダクション計画表はクライエントと共有することを前提としていますので，電子カルテのなかで看護師だけが読めても何の意味もありません。クライエントと一緒に作成したコプロダクション計画表は，クライエントにお渡ししたものが原本という意識でいるとよいでしょう。そのうえで，私たちはコピーを電子カルテに入力します。直接電子カルテに入力する以外にも，作成した手書きのものをスキャンして電子カルテに保存するという方法もあります。くれぐれも，本章2の「⑤クライエントの前で話したことと，記録として残した内容に違いがないようにすること」（p.52）で示したように，電子カルテに入力された内容とクライエントに渡したコプロダクション計画表に，異なる内容が含まれないように気をつけてください。

　また，コプロダクション型精神看護過程は看護診断（Nursing Diagnosis）のシステムとも相性があまりよくありません。そもそもコプロダクション型精神看護過程はクライエントの主観であるリカバリーをゴールにしているため，客観的な「看護問題」を解決するという考え方から外れているのです。

　それでも，看護診断のシステムを導入している職場に何とかコプロダクション型精神看護過程を当てはめようとした場合には，「非効果的健康自主管理」といった問題点を示した診断をやむなく用いるか，「セルフケア促進準備状態」「健康管理促進準備状態」といったウェルネス型看護診断にするなど，コプロダクション型の特徴が消えてしまうような選択肢しかないのが現状です。タイトルを読んだだけでは残念ながらどんなケア内容なのかさっぱりわからなくなってしまいますが，ケア計画の中身は自由に入力できると思いますので，そこで一緒に話し合ったことを反映するようにしましょう。

3　交換日記のような形態に応用もできる

　ここまでの応用のような形態として，「○○さんのケアノート」のようなタイトルをつけた1冊のノートを用意する方法もあります。クライエントと共同で立案した計画表を貼り，その次のページからは，クライエントが計画に沿って日々実践したことを日記のように書いていきます。担当看護師は定期的に日記に対してフィードバックを書いていき，日々ケアについて一緒に振り返ってみましょう。途中で計画を修正したら，また新たな計画表を貼り，同じように日記とフィードバックを続けていきます。より具体的には，第3章の事例5（p.114）を参照してください。

　この方法のよいところは，立案したケアがクライエントにとって難しいものなのか，もう一歩進んだことまでできそうなのか，そしてリカバリーにつながっているのかを，クライエントの言葉で知ることができることです。また，日記にフィードバックすることでケアに関する会話が生まれ，計画に対する評価と修正をタイムリーに行うことができます。これは入

院中でも，外来でも，訪問看護でも運用が可能で，しかも支援者間で引き継ぐことができます。

　ただし，日記を書くことに消極的な人や，文章を書くのが苦手な人もいますので，これをやってみるかどうかはクライエントとしっかり相談して，押し付けることがないようにしてください。

4　失敗してもよい，そして完璧な計画である必要もない

　私たち看護師も，そしてクライエントも失敗をしたいわけではありません。そして，回り道もできればしたくありません。しかし，実社会においては予想していなかったことが重なり，どんなに丁寧に計画を立てたとしても，その通りにいかないものです。クライエントも看護師も，「計画通りに目標を達成できたら，むしろ奇跡的」くらいのスタンスでいることが，計画がうまくいかないことによる自己効力感の低下を防ぎます。むしろ，そのくらいの気軽なスタンスでいることが目標達成への近道かもしれません。

　特に実習学生は，「このような計画を立案すれば，必ず目標は達成できる」，そんな魔法のような「正解」な計画を求めたがります。しかし，残念ながらそんな魔法のような計画は存在しません。試行錯誤しながら，一進一退を繰り返しながら，そして変化していきながら，絵に描いたような「ベスト」ではなく，継続可能な「ベター」な方法をクライエントと一緒に探し続けていくことが，「正解」なのかもしれません。

［参考文献］
・吉川隆博，木戸芳史編：看護判断のための気づきとアセスメント　精神看護. 中央法規出版，2021.

第 3 章

実践活用事例

はじめに

　ここまで，コプロダクション型精神看護過程を実践する前提となる基礎知識と，コプロダクション型精神看護過程の方法について説明してきました。ここからは，コプロダクション型精神看護過程の実践例をいくつかお示ししていきたいと思います。

　ここで紹介する事例では，看護アセスメントを示した後，コプロダクション計画を作成していく過程，その過程を通してまとめられたコプロダクション計画表のほか，計画後の実践について示していきます。なお，看護アセスメントの枠組みは『看護判断のための気づきとアセスメント　精神看護』（中央法規出版）に基づいており，それを要約・抜粋したものになっています。詳細は成書をご参照ください。なお，繰り返しになりますが，アセスメントまでの過程はこれまでに進められてきた従来型の方法と大きな違いはありません。

　本書に収載している実践事例は次のようなものです。

・事例1：統合失調症
・事例2：双極Ⅱ型障害
・事例3：うつ病／大うつ病性障害
・事例4：強迫症／強迫性障害
・事例5：神経性やせ症／神経性無食欲症

　看護過程には「個別性の高さ」が求められますが，コプロダクション型精神看護過程にはさらに一段上の「個別性の高さ」が求められます。クライエントが抱えている困難，クライエントが叶えたい希望，クライエントの価値観，10人いたら10人異なるのが大前提ですから，決して同じ計画は存在しないのです。

　これからお示しする実践例は，あくまでもクライエントのストレングスと看護師のアセスメントによってカスタマイズされた「一点物」であると考えてください。それぞれの事例が，どのような経緯でコプロダクションを推進していったのかに注目して，皆さんの実践に役立ててもらえればと考えています。

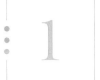

事例1：統合失調症の治療で入院中のBさん

基本情報

氏名：Bさん　　**年齢**：20代後半　　**性別**：女性

入院日：X年10月10日　　**入院回数**：2回目　　**現在の入院形態**：医療保護入院

現在の行動制限：閉鎖病棟，スタッフ同伴で外出可

最新アセスメント日：X年11月18日

精神科診断名：統合失調症（DSM-5）

主訴・主症状：「現状がつらすぎて謎の組織の上層部にのぼりつめようと思ったら，急に知らないおじさんの声が聞こえてきた」（本人談）

治療方針：薬剤調整及び入院環境による休息をとり，3か月以内の退院を目指す

身体合併症の既往歴：なし

生育歴：弁護士の父と専業主婦の母の間に，第1子として生まれた。同胞なし。出生時に特に問題はなかった。幼少期は負けず嫌いで，頑固な性格だった。その後，私立の小学校から高校まで通った。学童期より読書を好んだが，友人との交流も人並みにあり，成績は常に上位であった。大学受験は第一志望の大学には受からなかったものの，滑り止めで受けた大学を4年間で卒業し，その後はロースクールに通い修了した。

現病歴：X-10年，予備校の試験で1位をとったことをきっかけに，「予備校の講師が自分のことを好きなのではないか」と思うようになり，眠れない状態が続いた。滑り止めで受けた大学に通い，4年間で卒業した。X-5〜4年，両親の期待もあり，弁護士になることを目指してロースクールに通った。ロースクールに通っていた頃は，「政府やテレビ番組に出演していたメンタリストに目をつけられている」と思いながら勉強をしていた。修了後は，司法試験に挑戦しながら，就職面接をいくつも受けた。X-2年，ようやく受かった法律事務所で働き始めたが，初めての挨拶で「よく存じ上げております」と言われて強い違和感を抱いたり，「あなた，何もできないわね」と上司が怒っているときに笑ってしまうというエピソードがあり，2週間で解雇された。X-1年，物語を書きたくなり，図書館で本を読んで過ごしていた際，偶然"謎の組織"のことを知り，「謎の組織に頭脳を狙われていて殺人鬼にされてしまう」という思いが強くなった。怖くなって大声で叫んだり本を投げたりしていたため，警察介入により，当院へ措置入院となった。リスペリドン（リスパダール）により乳汁分泌，月経異常が出現し，オランザピン（ジプレキサ）に切り替えて3か月で退院となった。

今回の入院に至った経緯：X-1年の退院後，自宅に引きこもって仕事先を探していたが，5か月で10kg以上の体重増加があり，X年5月より内服・受療を中断し，その頃より眠れなくなった。その後，「現状がつらすぎて，いっそのこと謎の組織の上層部にのぼりつめようと思ったら，急に知らないおじさんの声が聞こえてきた」（本人談）。食事や入浴もほとんどできず，自室で独語をしていたり，大きな声で叫んだりしている娘を心配した両親が，本人を当院に連れてきて，医療保護入院となった。

生物学的アセスメント（まとめ）：

　Bさん，20代後半，統合失調症（治療抵抗性疑い）。身体科的な既往歴はなく，生育歴から本来の知的能力は高いと考えられる。入院時のバイタルサインや血液データ，BMIは正常範囲内であり，身体症状も観察されないことから，現時点で身体的問題はみられない。X-10年頃，大学受験をきっかけに妄想が出現してきたが，安定している時期には，一定の認知機能，記憶力，注意力，意欲，判断力などは保たれてきた。X-1年に治療を開始し，現在は，関係妄想及び幻聴が主要な症状である。また，Bさんは，良いことでも過剰なストレッサーになったり，実際の出来事とは一致しない感情を体験している可能性がある。さらに，他者の考えや空気を読むといった社会認知機能の一部が障がいされている可能性がある。これまで，リスペリドンやオランザピンの使用で，プロラクチン値上昇や体重増加などの副作用が出現したわりには，十分な効果は得られなかった。現在は，アリピプラゾール（エビリファイ）による治療を開始しているが，治療抵抗性が疑われていることや服薬の負担軽減の観点から，今後は，持続性注射剤（LAI）やクロザピン（クロザリル），m-ECT（修正型電気けいれん療法）なども治療の選択肢として考えられる。

心理学的アセスメント（まとめ）：

　Bさんは20代後半（成人期初期）であり，就職といったライフイベントに挑戦するなかで，予期不安や孤独，自分を確立し真に信頼できる人々と親密な関係を築いていくといった課題に直面していると考えられる。防衛機制として，"他者や組織から自分が必要とされている"という妄想への逃避が生じ，不安との折り合いをつけていると考えられる。Bさんの現実と妄想世界との境界は極めて薄く，独特な認知の仕方や悪循環を招く対処行動により，日常生活や社会的・生産的活動に支障をきたしている。また，服薬アドヒアランスは低く，障がい受容は初期段階と考えられる。

社会学的アセスメント（まとめ）：

　現在，Bさんがかかわりをもっているのは，家族（両親），図書館，当院である。母親はキーパーソンであり，Bさんの身の回りの世話や相談相手の役割を担っている。父親は経済的側面を支えている。これまで娘に弁護士になってほしいと期待してきたものの，実際は仕事が忙しく，娘のことは妻に任せてきた。Bさんは学業的な進路としては，父親も望む弁護士を目指してきたが，その傍ら小説家になりたいとも思い，インフォーマルな資源として図書館を活用してきた。また，X-1年に当院に措置入院して以降は，フォーマルな資源として当院が存在している。Bさんは，主治医のことを謎の組織の1人だと認識しており，何らかの葛藤があると考えられる。また，担当看護師とは良好な関係を築けている。精神保健福祉士は，戸惑う母親の相談役割，情報提供役割を担っている。

孤独とつきあいのバランス

Bさんは20代後半であり，就職といったライフイベントに挑戦するなかで，予期不安や孤独，自分を確立し真に信頼できる人々と親密な関係を築いていくといった課題に直面していると考えられる。また，経済的な自立に対する不安や焦りもある。これらに対する防衛機制として妄想への逃避が生じ，不安との折り合いをつけようとしていると考えられる。Bさんは，学業的な進路としては弁護士を目指してきた傍ら，小説家になりたいと思うなど，父親との葛藤や自身の迷いを秘めながらも自分を確立しつつあると考えられる。長期的なかかわりの方向性としては，Bさんが自分がやりたいと思えることに取り組んでいけるように応援していくことが望ましい。短期的には，Bさんと人間らしい交流を通して，信頼関係を築いたり，Bさんが自身の存在意義を実感できるようになることで，精神症状の悪化をきたすほどの不安や葛藤は軽減される可能性がある。

安全を保つ能力

X-1年に精神症状が悪化した際は措置入院であったが，今回は具合の悪いBさんを両親が病院に連れてきて医療保護入院になるなど，両親が当院を活用できるようになってきている。また，精神症状が著しく悪化した際には，現実と非現実の区別がつかず大声を出したり本を投げるなどの行動はあるものの，これまで自分や他者に危害を加えたことはなく，自傷他害のリスクは軽度〜中等度であると考えられる。現在，精神保健福祉士を中心に，母親（キーパーソン）の相談にのったり情報提供を行っている。母親と協力しながら，Bさんが自らのリカバリーや危機時に活用できるフォーマル・インフォーマルなサポート体制を徐々に整えられるように，サポートしていく必要がある。

病気とのつきあい

BさんはX-10年頃より現実と妄想世界の両方で生きており，その境界は極めて薄いと考えられる。これまでリスペリドンやオランザピンで，副作用のわりに十分な効果は得られておらず，治療抵抗性であることが疑われている。また，今回の入院前には受療・服薬を自己中断しており，病気とつきあうという認識は低いと考えられる。現在，アリピプラゾールを試みているが，リカバリー目標や病気，服薬，ソーシャルサポートのとらえ方を確認し，一緒に心理教育プログラムへの参加を検討していく必要がある。Bさんは，友人や他患者との交流はもてている一方で，慣れない職場など緊張する状況においては，実際の出来事とは一致しない感情を体験したり，他者の考えや空気を読むといった社会認知機能の一部が低下する可能性があり，そのことも社会生活に支障をきたす要因となっていることが考えられる。薬物療法や作業療法に加えて，実生活のなかでデイケアや就労支援などを段階的に利用していくこともBさんのリカバリーに役立つ可能性が考えられる。

希望

・小説家になりたい

強みや役に立つ経験

・学童期から読書が好きだった
・具合が悪いときでも，図書館を利用しようと思うことができる
・近隣に利用しようと思える図書館が存在する
・成績は常に上位で，大学卒業後にロースクールを修了したという学力と成功体験がある
・独特な認知の仕方や妄想は，小説を執筆するうえではオリジナリティやアイデアとなり得る

全体像（抜粋）

　現在，入院1か月である。身体的な問題はなく，入院環境における食事や排泄，睡眠など日常生活行動のセルフケアは自立している。ただし，アリピプラゾールやフルニトラゼパム（サイレース）を内服しており，その効果とともに，バイタルサインや各種検査データ，本人への確認を通して，副作用のモニタリングをBさんと一緒に継続していく必要がある（#1）。

　また，BさんはX-10年頃より現実と妄想世界の両方で生きており，その境界は極めて薄く，病気とつきあうという認識は低いと考えられる。危機的状況に陥る可能性もあるなか，Bさんを取り巻くソーシャルサポートは家族や当院に限られており，母親の協力も得ながらサポート体制を整えていく必要がある（#2）。

　さらに，Bさんは治療抵抗性の疑いがあり，今後は他の治療の選択肢も念頭に置く必要がある。そのためにもまずは，リカバリー目標や病気のとらえ方，服薬アドヒアランスを確認するとともに，心理教育プログラムへの参加を検討し，病気に関する知識習得の促進を提案していく必要がある。その際に，【不眠】【入浴できなくなる】【食事が摂れなくなる】ことは再燃徴候として症状セルフコントロールに活用できる可能性がある。また，Bさんは慣れない職場など緊張する状況において，実際の出来事とは一致しない感情を体験したり，他者の考えや空気を読むといった社会認知機能の一部が低下する可能性があり，実生活のなかでデイケアや就労支援などを段階的に利用していくこともBさんのリカバリーに役立つ可能性が考えられる（#3）。

1 コプロダクション計画の立案に向けた準備をする

　担当看護師は，Ｂさんと出会ってから，他愛もない会話を通して冗談や意見を言い合える対等な関係性を築いてきました。また，Ｂさんの独特な世界観に興味をもちながら，Ｂさんから困りごとの相談があった際にはタイムリーにサポートするという姿勢でかかわってきました。同時に，既存の理論や病気・治療などの知識とＢさんの情報を結び付けてアセスメントを進めるなかで，担当看護師なりに現在のＢさんに必要と思うケアを見出していきました。

　Ｂさんの妄想は継続しているものの，作業療法ではパズルや手芸などに集中して取り組んでおり，他患者と談笑する様子も見られました。そこで，医師や精神保健福祉士，作業療法士とも相談し，退院に向けてＢさんと担当看護師でコプロダクション計画を進めていくことにしました。午前中は作業療法をしており，昼食後は 30 分昼寝をする習慣があることから，Ｂさんと相談して，担当看護師が日勤帯でいる 14 時から 14 時 30 分にＢさんの部屋で計画立案の作業をすることにしました。

2 取り組みたいテーマを決める

　これまで築いてきた互いに意見を言い合える対等な関係性を土台にして，Ｂさんに担当看護師が考えているケアを率直に提案しました。

看護師が提案したコプロダクションリスト

> #1：薬物療法の効果や副作用について，一緒にモニタリングしていく
> #2：Ｂさんのリカバリー目標や病気，服薬，ソーシャルサポートのとらえ方を共有していく
> #3：心理教育プログラムや他の心理社会的プログラムへの参加，社会資源の活用について，Ｂさんを含むチームで検討していく

　Ｂさんは，「えー，そんなの私の仕事じゃないから勝手にやってよって感じなんですけどー」と冗談めかして言いながらも，「それで，モニタリングって何するの？」「私の目標とか知ってどうするの？　どうせ何にもしてくれないでしょ？」「心理教育プログラムって何？」など，率直な疑問や意見を投げかけてくださいました。

　看護師はその都度，「モニタリングでは，例えば，薬を飲んでいて『なんか頭がすっきりしてきたな！』と感じることだったり，逆に『そういえば最近便秘気味だけど，薬と関係あるかな？』とか，Ｂさんが薬を飲んでいて感じていることを一緒に確認していけたらいいなと思っています。そうすることで，Ｂさんが生活したり物語を書くのにお薬が役に立つのか，邪魔してるのかわかるかなって。もし薬があわないんだったら，Ｂさんにもっとあう他

のお薬とか治療の選択肢がないかを一緒に探していけるかなと思ったんです」など，看護師が考えたことを誠実に説明していきました。

　Bさんは，「もうとにかく，仕事できそうならなんでもいい！　全部やってみる！」と明るく話し，コプロダクションリストをBさんが理解しやすい表現に変更するなどして一緒に洗練させていきました。看護師はこのやり取りのなかで，「仕事をしたい」というBさんの強い気持ちを改めて感じ，率直に応援したい気持ちになりました。

Bさんと看護師で一緒に洗練させたコプロダクションリスト

> #1：薬を飲んでいてBさんが感じていることを一緒に確認する
>
> #2：Bさんが自分の目標に向かって取り組んでいることや困っていることなどの現状を共有し，あったら助かるサポートを一緒に考える
>
> #3：Bさんに役立ちそうなリハビリテーションについて，Bさんと医療チームで一緒に考える

3　コプロダクション計画表を作成する

　コプロダクション計画表を作成し始めると，「で，私何したらいいの？」と，Bさんは積極的な様子でした。看護師はBさんの楽しそうな様子をみて，さまざまな精神症状が現れながらもロースクールまで修了したBさんの強みが発揮されるのではないかと思い，嬉しくなりました。

#1：薬を飲んでいてBさんが感じていることを一緒に確認する

　#1の計画表を作成している途中は，「私の主治医って，『どんどん薬飲め，薬飲め』っていうけど，やっぱり謎の組織のメンバーだからだと思うんですよねー。そうじゃないとおかしいもん。だってさ，薬って普通病気を治すものでしょ？　でも，前に飲んでいた薬は頭がボーっとしちゃって，全然小説書くどころじゃなくなっちゃって…」など，しばしば妄想と思われる言動が混在する場面もありましたが，「ところで，ここには何を書きましょうか？」と問いかけると，「薬を飲んでて助かっていることと，困っていることを書き出してみたらいいんじゃない？　私，紙に書くと結構まとまるタイプなんですよねー」と計画を一緒に考えてくださり，Bさんらしい計画を立てていくことができました。

#2：Bさんが自分の目標に向かって取り組んでいることや困っていることなどの現状を共有し，あったら助かるサポートを一緒に考える

　#2の作成にあたっては，これまでもBさんとのコミュニケーションのなかで夢などをうかがってきたため，看護師からストレングス・マッピングシートをBさんに見せて，「今

のBさんのことをこれに書いてみませんか？　これを書くと，Bさんが『私ってこんなに頑張ってるんだ』って改めて感じられたり，『もしこれがあったら本当に助かる』と思えるサポートだったり，必要な環境に気づけるかもしれないって思うんですよね」と提案していきました。Bさんは「もう私十分頑張ってるんで，別に『私頑張ってる』って改めて感じなくてもいいんですけどね。でも，私けっこう勉強好きなんで，こういう書く系はいけます！」と，看護師の提案に乗ってくださいました。

#3：Bさんに役立ちそうなリハビリテーションについて，Bさんと医療チームで一緒に考える

　#3については，「治療とかリハビリって主治医が考えればいいことじゃないの？　この前もいろいろ言われたけど，でもどうせ謎の組織に私を引き込もうとする狙いだと思うから，『いいです』って断ったんだけど…。えっ，っていうか，主治医と謎の組織って本当に関係あるのかな？」と話されたため，「まずはどんなリハビリテーションがあるのかを知ることから始めてみませんか？　主治医の先生だけじゃなくて，私も一緒に考えますし，精神保健福祉士や作業療法士にも声をかけてみようと思うんですけど，どうでしょうか？」と提案しました。するとBさんは，「もう任せる。自分のことって一番わからないから。私のことを考えてくれるなら，いろんな人の意見を聞きたいです」と話されたため，担当の精神保健福祉士や作業療法士にも声をかけ，一緒にBさんのリハビリテーションについて考える時間をもつことになりました。

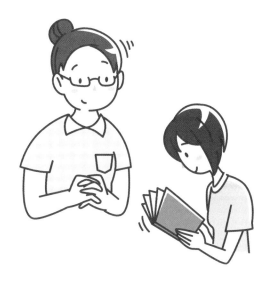

#1：薬を飲んでいてBさんが感じていることを一緒に確認する

希望：もうとにかく，仕事ができそうなら何でもいい！
ストレングス：勉強や読書が好き，仕事をしたい意欲が高い，若い

長期目標：自分にあう薬を見つけられる

短期目標：
・薬を飲んでいて助かっていることを紙に書き出す
・薬を飲んでいて困っていることを紙に書き出す
・これまで内服してきた薬と現在内服している薬で違うと感じていることを看護師に話す

Bさんが取り組むこと	看護師が取り組むこと
① 薬を飲むことをどのように感じているのか，看護師に話してみる	**〈観察すること（OP）〉**
② 薬を飲んでいて助かっていると感じることを看護師に話す。できれば，紙に書き出してみる	① Bさんが怖くなるような声が聞こえてくる時間，頻度，つらさの程度
③ 薬を飲んでいて困っていると感じることを看護師に話す。できれば，紙に書き出してみる	② Bさんが"変なこと"を考えてしまう時間，頻度，つらさの程度
④ 今まで内服してきた薬と現在内服している薬で違うと感じていることを看護師に話す。できれば，紙に書き出してみる	③ 内服時間，内容，看護師が感じる薬の作用・副作用
⑤ 書き出した紙を看護師と一緒に振り返り，自分にはどんな薬があうと思うか話してみる	④ 左記の取り組みをしているときのBさんの体調や疲労感
⑥ ①〜⑤に疲れたときや休みたいときは，我慢せずに看護師に伝える	**〈介入すること（TP）〉**
	① 左記の取り組みをする場所や時間をBさんと相談して決める
	② 取り組み中は，問いかけたり，紙に書き出す作業を手伝い，Bさんの新しい気づきやアイデアを大事にして一緒に考える
	③ 体調が悪くなったときや疲労感が強くなったときは，取り組みの中止や延期の提案をする
	〈学習のお手伝いをすること（EP）〉
	① Bさんが薬について学びたいとき，知りたい内容を一緒に整理したり，医師や薬剤師との面談を調整する

#2：Bさんが自分の目標に向かって取り組んでいることや困っていることなどの現状を共有し，あったら助かるサポートを一緒に考える

希望：もうとにかく，仕事できそうなら何でもいい！
ストレングス：勉強や読書が好き，仕事をしたい意欲が高い，若い

長期目標：仕事をするという目標に向かって今よりうまく取り組めるようになる

短期目標：
・ストレングス・マッピングシートを記載してみる
・今後取り組みたいこと，改善したいこと，困っていることを話してみる
・あったら助かると思うサポートを自由に語ってみる

Bさんが取り組むこと	看護師が取り組むこと
① 取り組みをする場所や時間を看護師と相談して決める ② ストレングス・マッピングシートに自分のことを書いてみる ③ 書くことが難しいときは看護師に伝える ④ 自分の強み（できていることや役に立っている環境など）を看護師と一緒に確認する ⑤ 自分が今後取り組みたいこと，改善したいこと，困っていることなどについて話してみる ⑥ 作成したシートをみながら，自分が助かりそうなサポートがあれば自由に話してみる ⑦ ②〜⑥に疲れたときや休みたいときは，我慢せずに看護師に伝える	**〈観察すること（OP）〉** ① Bさんの様子，体調，疲労感（取り組み前，取り組み中，取り組み後） ② 取り組み前後の気持ちや自信の変化 **〈介入すること（TP）〉** ① 取り組みをする場所や時間をBさんと相談して決める ② Bさんがストレングス・マッピングシートに記載しやすいように問いかける ③ Bさんの強み（できていることや助かっている環境など）をBさんと一緒に確認する ④ Bさんが今後取り組みたいこと，改善したいこと，困っていることなどについて問いかける ⑤ Bさんが助かると思うサポートがありそうか問いかける ⑥ Bさんの体調や疲れに配慮し，休みたいという気持ちがないか確認する **〈学習のお手伝いをすること（EP）〉** ① Bさんが活用できるサポートについてもっと知りたい場合は，知りたい内容を一緒に整理したり，精神保健福祉士との面談を調整する

#3：Bさんに役立ちそうなリハビリテーションについて，Bさんと医療チームで一緒に考える

希望：もうとにかく，仕事できそうなら何でもいい！
ストレングス：勉強や読書が好き，仕事をしたい意欲が高い，若い

長期目標：自分に役に立ちそうなリハビリテーションがあれば，取り組んでみる

短期目標：
・どんなリハビリテーションがあるのかを知る
・自分に役に立ちそうなリハビリテーションがあるか検討する

Bさんが取り組むこと	看護師が取り組むこと
① 話し合いの場所や時間の希望を看護師に伝える	**〈観察すること（OP）〉**
② どのようなリハビリテーションがあるのか，医療チームから話を聞く	① 話し合い中のBさんの様子や体調
③ 自分に役に立ちそうなリハビリテーションがあるか考えて，自由に話してみる	② 取り組み前後の気持ちの変化
④ 医療チームの意見も聞いてみる	③ 医療チームの様子や意見
⑤ リハビリテーションに取り組んでみるかどうか，取り組むとしたらどのようなリハビリテーションに取り組んでみるかを決める	**〈介入すること（TP）〉**
	① 話し合いをする場所や時間について，Bさんと医療チーム（主治医，担当の看護師，精神保健福祉士，作業療法士）で相談して決める
⑥ ②～⑤に疲れたときや休みたいときは，我慢せずに看護師に伝える	② Bさんに役に立ちそうなリハビリテーションがありそうか問いかける
	③ 話し合い中にBさんが困っていたり，体調が悪そうなときは声をかけて確認する
	④ みんながわかりやすい話し合いになるよう，必要時，Bさんや医療チームメンバーに発言の内容や意味を確認する
	〈学習のお手伝いをすること（EP）〉
	① 必要時，それぞれのリハビリテーションがBさんにとってどのように役立ちそうか，具体的な例を交えて看護師の意見も伝える

#1：薬を飲んでいてBさんが感じていることを一緒に確認する

　#1についてBさんは，「薬を飲んで役に立ってることはないと思う。あえて言うなら，飲んでいれば文句を言われないし，どんどん増やされたりもしない。前の入院のときに，時間があって暇だったから，ひたすら物語を書いていたら，『おかしい』って言ってどんどん薬増やされて…」などと話され，看護師はBさんの言葉をそのまま書き出していきました。

#2：Bさんが自分の目標に向かって取り組んでいることや困っていることなどの現状を共有し，あったら助かるサポートを一緒に考える

　#2については，看護師がそれぞれの項目について問いかけると，Bさんはスムーズにストレングス・マッピングシートに記載されました。「お気に入りの図書館があるって，Bさんの強みですよね」と話すと，「そうなの。一回改修工事で使えなくなったときがあって，隣町の図書館まで行ってたんですけど，本の数とか種類とか全然違って…」などと話されました。また，あったら助かりそうなサポートについては，「小説って別に誰か巻き込む系じゃないから，自分で頑張れって話ですよね。でも，とにかく私にできそうな仕事を紹介してくれるなら，それは助かりますよね」と話されました。看護師はこれらの作業のなかで，Bさんの素晴らしい才能や努力に感動し，人として心から尊敬する体験をしました。また，Bさんが夢や強みについて話されているときには，妄想様の発言がほとんどないことに気づきました。

#3：Bさんに役立ちそうなリハビリテーションについて，Bさんと医療チームで一緒に考える

　#3については，まず主治医から現在または退院後に活用できるリハビリテーションの説明を聞きました。Bさんは，「そういえば，作業療法で他の患者さんと普通にしゃべっていたら，謎の組織が狙ってるとかどうでもよくなるし，変な声も聞こえないんですよね。不思議ですよね？」と気づいたことを話してくださいました。それを聞いた担当の作業療法士は「そうなんですね」と嬉しそうな様子でした。さらに，Bさんは「なんで謎の組織が私を狙うのかとか，なんで変な声が聞こえてくるのかとか単純に知りたい。それって病気なのかな？　だったら，心理教育プログラムでお勉強したほうがいいですよね？」と同意を求められたため，看護師は「確かに，心理教育プログラムでBさんが体験していることの理由を学べるかもしれませんね」と伝えました。主治医からも詳細なスケジュールなどを聞き，Bさんは心理教育プログラムに参加することに決めました。

計画開始から2週間後にこれまでの実践の振り返りをしました。

#1：薬を飲んでいてBさんが感じていることを一緒に確認する

　#1は概ね達成できました。Bさんは薬を飲んでいて困っていることは多くある一方で，助かっていることはないと感じていることがわかりました。今回の入院の目的を再度確認するとともに，主治医とも薬の効果や他の選択肢について継続して話し合っていくことになりました。また，心理教育プログラムに参加することになったため（#3），薬に関する他患者の体験なども聞いてみることになりました。

#2：Bさんが自分の目標に向かって取り組んでいることや困っていることなどの現状を共有し，あったら助かるサポートを一緒に考える

　#2も概ね達成できました。あったら助かるサポートについては，仕事について担当の精神保健福祉士に情報を提供をしてもらったり，相談にのってもらうことになりました。

#3：Bさんに役立ちそうなリハビリテーションについて，Bさんと医療チームで一緒に考える

　#3も概ね達成できました。作業療法を継続するとともに，自分が体験していることは病気によるものかもしれないと考え始め，Bさんは心理教育プログラムで学ぶことを決めました。

　その後，Bさんは，主治医と薬物療法の選択肢について話し合い，クロザピンの使用を検討し始めました。また，精神保健福祉士からいくつか就労支援を提案してもらい，「図書館のカフェ（就労継続支援A型）で1日に4〜5時間働いてみたい」と興味をもたれるようになりました。6回の心理教育プログラムもすべて参加し，「私の病気は『頑張りすぎると変なこと考えちゃう病』なんです」と，ご自身で病名をつけて病気とつきあわれているようでした。

　入院3か月で退院され，現在は図書館のカフェで働くために，デイケアに通って接客の練習をしたり，SSTに参加されたりしています。また，外来では主治医と趣味の話など他愛もない話題で盛り上がり，「薬は今のところアリピプラゾールのままで大丈夫そう。クロザピンは保留で！」と納得して内服を継続されています。図書館のカフェで働けたら，半日は図書館で好きな本を読んだり，物語を書いて過ごしたいと考えられているそうです。

事例2：双極II型障害，市販薬の使用障害の治療で入院中のCさん

基本情報

氏名：Cさん　　　　年齢：20代後半　　　　性別：女性

入院日：X年2月17日　　入院回数：1回目　　現在の入院形態：医療保護入院

現在の行動制限：病棟内フリー

最新アセスメント日：X年2月24日

精神科診断名：双極II型障害（DSM-5），市販薬の使用障害

主訴・主症状：意欲の低下，希死念慮の出現

治療方針：薬物治療，個別認知行動療法

身体合併症の既往歴：特記なし

生育歴：
○○県にて同胞2人中第1子として生まれた。幼少期は明るく活発な性格であり，成績は普通くらいであった。小学5年生のときに県外に引っ越す。中学3年生の頃にいじめを受け，同時期に両親が離婚。その頃より気分が安定しなくなり夜間も十分に寝られなくなった。その後再び地元に戻る。高校生の頃は，波はあるものの何とか日常生活を送ることができ，入退学を繰り返しながらも最終的には高卒の認定を得ることができた。大学にも入学したが，半年で中退。その後は実家にて自閉的な生活を送っていた。

現病歴：
中学3年生の頃，いじめを受けたり両親が離婚したりとライフイベントが続き，気分不安定，不眠などの症状が出現した。その後も気分の波があるなかで日常生活を送り，大学中退後にはアルバイトを始めたが長続きはしなかった。気分が落ち込んだ際には，テンションを上げるためブロンを購入し過量服薬することもあった。その後も過量服薬や自傷行為を繰り返した。当院入院後，中学2年生の頃からリストカットをしていたと告白する。また，好きなアーティストのグッズを大量に購入してしまっていたというエピソードもある。

今回の入院に至った経緯：
X年2月上旬から身辺整理をはじめ，13日に家出をした。16日，遺書を準備し，スボレキサント（ベルソムラ）とフルニトラゼパム（サイレース）を計30錠内服し，自宅から徒歩3分のところにある橋から飛び降り自殺を図った。しかし，恐怖心が湧きあがり，自ら110番通報。警察に保護され内科の病院へ搬送された。その後，内科的な問題がないと判明し，母親同意のもと当院へ医療保護入院となった。

生物学的アセスメント（まとめ）：

入院時は抑うつ状態により気分の落ち込み，無力感，無価値観，興味の喪失，希死念慮が出現し，認知の歪みも生じていた。生育歴のなかで自殺潜在能力はかなり高まっており，青年期より自傷行為や自殺企図に及んでいる。自傷行為によって自己をコントロールしていたため，適切な対処行動を身につけることはできていない。入院以降は，薬物調整を図りながら内服治療を続け，漠然とした希死念慮は残存しているものの，その他，抑うつ状態に起因する精神症状は減退。入院の経過とともに活動性も上がり，退院後の生活に意識が向き現実的な不安を抱くようになっていった。退院後の生活において，生活リズムを整えられるか，自由が利くなかで過量服薬やリストカットに変わる対処行動を身につけ実践できるかが課題となる。今後はこれらの課題を克服できるような支援が求められる。

心理学的アセスメント（まとめ）：

病識は獲得できており，障がいを抱える自己を認めているものの，「治療を必要としない人と同じように」という気持ちを拭えずにいる。感情を伝えたり援助希求をしたりすることは苦手で，青年期初期に獲得した自傷という発散法のみに頼り，その他の対処行動を身につけたり防衛機制を働かせたりするには至っていないため，ストレス脆弱性はかなり高く，危機に直面した際は抑うつを助長させてしまう。よって，社会とのかかわりの機会を少しずつ設けながら適切な対処行動の獲得を促すことは，成人初期にあるCさんにとって効果的であると思われる。

社会学的アセスメント（まとめ）：

フォーマルな資源は通院先の外来以外はほとんどない。障がいへのレッテルが拭えずにいるため，今後フォーマルな社会資源の導入に対しては抵抗を示す可能性も高い。一方で，家族の支援体制は手厚い。母親とは，年齢から考慮すると過剰とも思えるほど心身ともに密着度が高いが，本人，母親ともに踏み込んだ話をすることに対しては苦手意識があり，互いに気遣いや自責感，猜疑心を抱きながらのかかわりにとどまってしまう。家族支援も含めた援助が求められる。

活動と休息のバランス

　抑うつ状態にあり，意欲が低下し自閉的になっていることから，日中の活動量が減少している。睡眠に関しては，もともとの睡眠の習慣や希死念慮等の漠然とした不安により，中途覚醒，早朝覚醒をきたしていると考えられる。入院当日に睡眠が確保できたのは，過量服薬による過鎮静効果であると思われる。睡眠欲求は減少しておらず，休息をとりたいときに休息がとれている状況ではなく，活動と休息のバランスには乱れが生じている。まずは，病棟の日課に沿った生活が送れるようになることが課題である。

孤独とつきあいのバランス

　過去に，他者から嫌悪感を与えられる出来事や家族に不信感を抱くような出来事を経験していること，長期的に同一の対象と関係を築き上げた経験がないことから，対人関係に対する苦手意識が内在していると考えられる。加えて，抑うつ状態により意欲が低下していること，過量服薬の影響により過鎮静になっていることから，自閉的になっていると思われる。しかし，元来の明るい性格により，病院で一定の距離を保ちつつ他者と関係を構築するうえでは支障はきたしていないと考えられる。退院後は就労したいという思いのあるCさんにとっては，他者と関係を築いていくことは不可欠であるため，自らの特性を把握し，自己にも他者にも負担をかけないコミュニケーション方法を確立していく必要がある。

安全を保つ能力

　疼痛耐性が高まっており，自傷の行動化へのハードルは低く，自殺潜在能力はかなり高まっていると考えられる。家族の大切さは理解できているものの，抑うつによる認知の歪みが生じて所属感が減弱しており，自己肯定感も低下している。さらに判断機能も乏しく，自殺リスクはかなり高いと考えられる。一方で，今後の生活への希望を示す発言も少なくないため，どのようなときに希死念慮が高まってしまう傾向にあるのかということを探り，それに対する対処法を培っていくことが必要である。

病気とのつきあい

　障がいを含む自己への関心は高く，病識も獲得できており，障がいの受容も最終段階まで到達していると思われる。青年期初期より自傷行為を繰り返し，自分をコントロールしてきたことで，他者に援助を求めたり，他の対処行動を獲得したり，防衛機能を活用したりしようとする意識が欠如していると考えられる。よって，病気とのつきあいには課題があると考える。まずは，上記にあげたような手段を試すことを積極的に促すようなかかわりが必要である。

> **希望：**
> ・夜間寝て朝起きるという生活リズムを整えたい
> ・薬を正しく内服したい
> ・心が安心できる生活を送りたい
> ・まずはアルバイトから，そしていずれ正社員として働きたい
> ・祖母と猫と一緒にいたい
> ・好きなアーティストのライブに行きたい
>
> **強みや役に立つ経験：**
> ・障がいを受容できており，病識も獲得できている
> ・日々，自らの行動とそれに伴って生まれる自分の感情について書き出している
> ・家族仲が良く，家族も協力的

全体像（抜粋）

> 　現在は入院から1週間ほど経過しており，入院時抑うつ状態により顕著であった無力感，無価値観，興味の喪失等の症状は，内服治療により改善傾向にある。それに伴い，正しい内服治療を継続すれば気分の安定化を図ることができるという認識も生まれている。これまでの内服状況を振り返り，薬の知識を提供しながら，Cさんが内服治療に前向きになれるような支援が必要であると考える（#1）。
> 　抑うつ症状の改善を自覚する一方で，漠然とした希死念慮は残存したままであり，「今はここ（病院）にいるから大丈夫だけど，家に帰ったらわからない」と自殺の行動化を否定できずにいる。また，規則正しい生活を送ることができるか，スマートフォンに依存してしまわないか，就職に向けた動きをうまく進められるか，といった現実的な不安も大きくなってきており，このような状況が実際に起きてしまったときにストレス過多となり，希死念慮も増大してしまうのではないかと懸念している。ストレスへの脆弱性は元来高く，相談や援助希求をすることは苦手であるため，適切なストレス対処法を身につけることは，退院後に心が安心できる生活を送りたいと考えているCさんの希望を実現することにつながると考える（#2）。

左側余白縦書き：
① ② ③
実践活用事例

② 事例2：双極Ⅱ型障害，市販薬の使用障害の治療で入院中のCさん

1　コプロダクションの計画の立案に向けた準備をする

　入院から１週間が経過し，まだまだ自閉的な生活ではあるものの，対話時にはＣさんの自然な笑顔が見られるようにもなってきました。母親や外来の主治医に自らのことを素直に話せないこともあったという前情報があったため，Ｃさんと年齢の近い看護師は，支援者とクライエントというよりも，友人のような関係になることができるようなかかわりを意識しました。

　そのようななかで，病棟内で行われている取り組みの１つである，入院生活中の患者さん自身の目標を決めるというプログラム（用紙は異なるが内容が類似しているため，ストレス・マッピングシートの代替としても活用）において，「１日の行動と，それに伴う気持ちを書き出す」という目標を共同して立案しました。看護師もその目標を実践し，定期的に書き出した内容を見せ合うなかで，Ｃさんから，多数の他者とかかわった後にマイナスな感情を抱きやすいこと，夜間の睡眠が十分にとれた日は気分の波が小さいことがわかったという振り返りが得られました。

　また，Ｃさんは，上記の目標立案時には自らの強みについて言語化できませんでしたが，「書き出すことで気持ちを整理できるなって思いました。書くのは好きだし，ちょっと得意かも。そういえば，家でも誰も見てないSNSに気持ちを書き出してみることとかがあった」との発言があり，継続力があることも強みの１つであると看護師から言われると，「確かに，こういうことならずっとできそう」と，自身を認められるような発言も出てきました。

2　取り組みたいテーマを決める

　前述の目標立案から２週間ほど経過した頃，Ｃさんの抑うつ症状は改善し，薬剤調整もひとまず完結していました。４人部屋に転室し，院内での作業療法活動にも週に３回参加，病棟内では他患者との交流も多くみられるようになっていきました。

　一方，同時期に医師，看護師，精神保健福祉士，作業療法士の間では，Ｃさんが，気分の波そのものよりも薬に依存的になってしまっていることに焦点を当てるようになり，それを克服していくことがＣさんの課題ではないかと考え始めるようになりました。

　Ｃさんと看護師が退院後の生活について話をしている際には，「今はここ（病院）にいるから大丈夫だけど，家に帰ったらまた薬とかを自由に使える環境になっちゃうから，どうなるかわからない」と，スタッフらと同様の不安を抱いていることが明らかになりました。そこで，スタッフらも同じような懸念点を抱いていることをＣさんと共有し，それに対する取り組みをしていくことになり，コプロダクション計画を立てることとしました。

　Ｃさんは就職に対して強い思いをもっていましたが，話し合いをするなかで，Ｃさんは自らのキャパシティを考慮し，就職以外にあがった２つのテーマに絞ったほうが取り組み

やすそう，2つのテーマに取り組めば，就職に向けた動きにも間接的につながってくる部分がありそう，との理由から，就職についてはテーマとして設定しないことにしました。

作成したコプロダクションリスト

#1：適切な内服治療を継続できる方法を一緒に考える
#2：ストレス増強時の実践可能な対処行動について検討していく

3　コプロダクション計画表を作成する

コプロダクション計画の作成過程では，自分の意見としてもっているものはたくさんあっても言語として表出するまでに時間を要するというCさんの特性を考慮し，沈黙時間があってもCさんからの発言を待つよう意識しました。また，話し合いの場所としては，テレビの音や他患者の声が聞こえるオープンスペースではあるけれども，2人でじっくり話ができる食堂を選択しました。Cさんは最初，「やってみます」と看護師の提案にやや流され気味であるような印象を受けましたが，コプロダクション計画の立案後には，「ちょっと楽しみかもしれないです」とプラスの言葉が得られました。

#1：適切な内服治療を継続できる方法を一緒に考える

#1は，入院初期より口にしていた「正しく内服したい」という気持ちにフォーカスした計画としました。Cさんは正しく内服したいけれど欲に負けてしまう，という点に不安を感じていたため，欲が増しても知識や思考の面からストッパーをかけられるよう，「薬物使用のメリットとデメリットについて考える」「薬物を乱用してしまっていたことの振り返りをする（時期，環境，きっかけ，頻度，使用薬物，目的等）」といったことを，Cさんが取り組むこととして計画しました。また，過量服薬をして入院となっていること，自宅では家族が見守りをしてくれることから，スタッフ間ではCさんの内服自己管理の目標を1日分に設定していましたが，Cさんの「やってみたいです」との思いから，目標の管理日数を2〜3日分に変更しました。

#2：ストレス増強時の実践可能な対処行動について検討していく

#2は，「生活リズムを崩さず，心が安心できる生活を送りたい」というCさんの希望から生まれた計画です。Cさんは，心の安心とは，自分が傷つく状況をつくらないこと，人と比べないでもいいやと思えることだと話をしてくれました。普段からストレス対処に関する話をよくしていたからか，話し合いでは#1に比べ，Cさん自身が話を展開していくことが多くありました。Cさんは看護師からの提案に対しても，「やってみます」と自らの希望

を加えながら，自身が取り組むことの項目をまとめていきましたが，『自分の好きなところを書き出してみるというのはどうか』という看護師の提案に対しては，「それはまだ難しそうかも」と苦笑いを浮かべながら難色を示したので，強みに関しては，「Cさんの強みだと思う部分，個人的に看護師が好きだな，尊敬できるなと思える部分を伝える」として，看護師が取り組むことに追加することとしました。

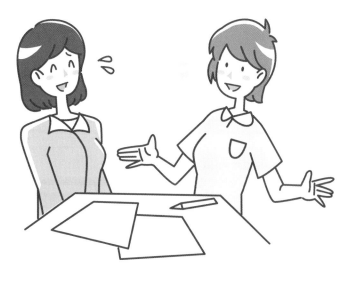

#1：適切な内服治療を継続できる方法を一緒に考える
希望：薬を正しく飲めていなかったので，正しく内服したい **ストレングス**：内服治療による効果を実感している。家族が協力的
長期目標：適切な内服治療を継続し，障がいとつきあいながら安全で規則正しい生活を送ることができる
短期目標： ・内服治療に対して学びが得られたという旨の発言ができる ・これまでの内服状況を振り返ることができる ・入院生活中，誤薬や拒薬なく薬の自己管理ができる

Cさんが取り組むこと	**看護師が取り組むこと**
① 内服に対する思いを，適宜看護師に伝える ② 薬物使用のメリットとデメリットについて考える ③ 薬物を乱用してしまっていたことの振り返りをする（時期，環境，きっかけ，頻度，使用薬物，目的等） ④ 個別・集団の依存症プログラムにそれぞれ参加する ⑤ 内服薬の自己管理を行う（目標は2〜3日分）	〈**観察すること（OP）**〉 ① 内服状況とそれらに対する本人の思い ② 副作用の出現状況 〈**介入すること（TP）**〉 ① 左記の①〜③に関して，Cさんが発言しやすくなるような声かけや雰囲気づくりを行う ② 左記の①〜③の情報や，その他，薬に対するCさんの思考の情報に関して，主治医をはじめとする他スタッフと共有する ③ 左記を実践できた際は，その内容ではなく，実践できたことにフォーカスを当て，肯定的に返す ④ 家族来院時，自宅での内服の見守りを依頼し，不明点があった際には答える 〈**学習のお手伝いをすること（EP）**〉 ① 適切な内服治療を継続することの重要性と必要性を伝える

#2：ストレス増強時の実践可能な対処行動について検討していく

希望： 心が安心できる（自分が傷つく状態をつくらない）生活を送りたい
ストレングス： 家族仲が良い。文字に起こすことが好き・得意

長期目標： ストレス増強時に対処行動を実践し，ストレスの緩和を図ることができる

短期目標：
・良いときの自分とそうでないときの自分の状態を共有できる
・ストレスを感じる状況や出来事を共有できる
・ストレスの対処法を考え，実践できる

<table>
<tr><th>Ｃさんが取り組むこと</th><th>看護師が取り組むこと</th></tr>
<tr><td>

① どんな事柄でも，感じたことや考えたことを話しやすいスタッフに話す

② どのようなときにストレスを感じやすいかを考える

③ これまでに試してきたストレス対処法について振り返る

④ 自分の不調のサインはどんなことか考える

⑤ 気分転換になることや夢中になることについて考え，ストレスの対処法として実践してみる

⑥ 家族や主治医に気持ちを伝えたいときは，手紙やメモを活用してみる

⑦ 夜間眠れないときは，看護師から提案される前に，自ら不眠時の頓服を要求する

</td><td>

〈観察すること（OP）〉
① 夜間の睡眠状況と熟眠感
② 日中の活動状況
③ 対話時の表情や声のトーン

〈介入すること（TP）〉
① 左記の実践を促すような声かけをする
② Ｃさんの実践可能な対処法について一緒に考える
③ 左記を実践できた際は，その内容ではなく，実践できたことにフォーカスを当て，肯定的に返す
④ Ｃさんの強みだと思う部分，個人的に好きだな，尊敬できるなと思える部分を伝える
⑤ 主治医の診察後や面談後は看護師と２人で話す時間を設け，正直な気持ちを伝えられたか確認する
⑥ 家族来院時には，家族を労ったうえで，Ｃさんへの対応に関する不安について助言をする

〈学習のお手伝いをすること（EP）〉
① 看護師自身や他患者から知り得たストレス対処法を伝える
② 考えるのが大変なときは，無理にプランを遂行する必要はないと伝える

</td></tr>
</table>

4　計画を実践する

　どちらの計画においても，1人でいるときの時間，看護師との時間を活用しながらCさんなりに考えを深めていきました。Cさんは就寝前の服薬以降，消灯までの時間を，机と向き合いながら考えを巡らせ，ノートに書き出す時間として当ててくれていたようです。看護師だけでなく，作業療法士らにも協力を仰いだことで，さまざまな視点からCさんを支援することができました。

　また，Cさんは家族にも電話でこの取り組みについて話をしたようで，母親から，楽しんでやっているようだという評価もいただきました。看護師の勤務体系上，実践の途中経過を把握できる機会は少なかったですが，担当エリアが異なる日でもCさんがノートを見せにきてくれることもありました。

5　計画を評価し，修正する

　計画開始から3週間ほど経過した後，Cさんは退院となり，その直前にこれまでの実践の振り返りを行いました。「はじめはやって変わることがあるのかなと思ったけど，自分を知るというか，今後そういう場面があったときに思い出せるなって思って。やってよかった」という語りが得られました。

#1：適切な内服治療を継続できる方法を一緒に考える

　#1については，概ね達成できました。こちらから提供する知識云々よりも，自らのこれまでを振り返り明らかになったことが多かったようです。途中で行った2泊3日の自宅外泊時に，ドラッグストアに行った際に市販の薬を見て何も思わなかったことも，Cさんのなかで大きな自信になったそうです。

#2：ストレス増強時の実践可能な対処行動について検討していく

　#2については，短期目標の「良いときの自分とそうでないときの自分の状態を共有できる」と「ストレスを感じる状況や出来事を共有できる」の2つは達成することができましたが，時間が足りず，「ストレスの対処法を実践してみる」という過程に踏み込むまでには至りませんでした。Cさんが対処法を試したいのは自宅であるため，病棟内という持ち物や時間が限定された環境では実践が難しかったことも，時間を要してしまった要因の1つであると考えられます。

反省点

　なお，反省点として，2つの計画どちらも思考を巡らせる必要がある，さらにいうと，自

分がしんどかった時期を振り返る必要がある計画にしてしまったことがあげられます。気遣いができ，どこか優等生でいたいという気持ちがあるCさんに，この計画が負担ではないかと確認しても，「負担ではない」との答えが返ってくるのは明確であったため，立案時に配慮が不足していたと感じました。

事例3：うつ病／大うつ病性障害の治療で入院中のDさん

基本情報

氏名：Dさん	年齢：40代	性別：男性
入院日：X年10月7日	入院回数：1回目	現在の入院形態：任意入院
現在の行動制限：なし		
最新アセスメント日：X年11月7日		

精神科診断名：うつ病／大うつ病性障害（DSM-5）
主訴・主症状：すべて終わりにしたい，つらい
治療方針：仕事や家庭から離れ，入院環境下での休息，薬物療法，認知行動療法
身体合併症の既往歴：なし

生育歴：
父は製薬会社勤務，母は専業主婦。同胞1人（妹，結婚し他県在住）。幼少時から勉強ができ，教育熱心な母親の勧めで大学附属高校進学。大学は工学部。新卒でシステム制作会社にシステムエンジニア（SE）として就職。キャリアアップのため転職を2回経験。大学時代からパソコンが得意で，SEは得意なことを活かせる仕事だった。社内恋愛で同じ部署の後輩と結婚。妻は妊娠してから退職し現在はパート勤め。子どもは中学生と小学生の2人。

現病歴：
会社では必死に仕事をし，プロジェクトマネジャーを任されるようになった。プロジェクトの規模が大きく納期も厳しく，納期前には会社に泊まり込んでの作業が多かった。2か月ほど前から，システムトラブル対処のため泊まり込み作業が続くようになり，食事も不規則になっていった。マネジャーという立場から，矢面に立って謝罪やクライアントに状況説明をすることが続き，最近では同僚や部下から顔色が悪いことを指摘されていた。2週間前から，ささいなミスが続くようになり，マネジャーを外され部署移動となり，社内で負荷の少ない業務を担当することになった。

今回の入院に至った経緯：
10月7日午前，会社から妻に電話があり，Dさんが家を出たきり出社していないことがわかった。Dさんが妻からの携帯電話やメールにも応答しないため，会社の同僚らと妻が捜索をした。最寄り駅のホームのベンチにうつろな表情で座っていたDさんを妻が発見。本人は「もうすべて終わりにしたい」と話すため，妻がタクシーで当院の精神科外来に連れてきて受診させた。受診の結果，希死念慮のあるうつ病との診断，入院環境による加療が必要と判断され，本人も休みたいとのことで，任意入院で閉鎖病棟へ入院することとなった。

生物学的アセスメント（まとめ）：

　40 代男性。入院前の 2 か月間で体重が 5kg 減少。入院時の血液データ，身体所見とも異常なし。入院時，抑うつ感が強く，不眠，頭痛等の症状があった。意欲低下，思考抑制があったが，入院後，徐々に改善している。入院し向精神薬服用を開始。SSRI のエスシタロプラム（レクサプロ）が処方され，不眠に対してレンボレキサント（デエビゴ）が処方された。SSRI 内服当初は副作用による吐き気がみられたが，1 週間ほどで落ち着いた。入院後 2 週間が経過し，抗うつ薬の効果が現れ始め，熟眠感が得られ，食事を全量摂取できるようになった。睡眠薬は入院当初から使用したが，本人の主観的な熟眠感は，気分の改善とともに認められた。薬物の効果発現まで不安感が強かったが，主治医や看護師が相談にのり，薬の説明をしていった。入院 1 か月後の現時点では，薬の副作用で生活に支障は認められていないが，引き続き，薬の作用・副作用のモニタリングを続けていく。

心理学的アセスメント（まとめ）：

　D さんは子どもの頃から真面目で，物事に手が抜けない性格であった。妻子を大事に思っていることが強みである。家庭も仕事も頑張り，周囲から高い評価も得ており，うつ病の発症は，初めての挫折体験とも考えられる。治療では認知行動療法に真面目に取り組み，「この入院でうつ病をしっかり治したい」という思いが強く，「この治療にかけています」という発言もある。治療を「頑張る」ことやすぐに効果が出ないことでさらに自分を追い詰め負担とならないよう，認知行動療法を今後の生活に取り入れながら，長期的視野で治療に取り組んでいくことが必要と考えられる。また，D さんは自殺を考えた頃を振り返り，「一家の主なのに自分だけ逃げ出そうとした」と自分を責める発言があり，D さんの家族への思いについて受け止め，支えていくことが必要と考えられる。

社会学的アセスメント（まとめ）：

　D さんはパート勤めの妻と，中学生，小学生の子どもとの 4 人暮らしであり，家計は主に D さんが支えている。2 人の子どもの勉強をみたりキャッチボールをしたりと，積極的に父親業を担ってきた。妻は D さんについて，「頼りになり，何でも自分でする人」と話す。会社からは「真面目でしっかり仕事をする人」と評価されている。妻は，夫の入院時面談で，夫が自殺まで考えていたことを知り，もっと早く気づいてあげられていたらと，自分を責め泣いていた。妻にも病気についての説明や気持ちを支える声かけ等，支援が必要と考えられる。

　D さんは現在，仕事を休職している。有給休暇を消化中のため収入は維持されているが，今後は傷病休暇に入る。家計を支える者として，収入の保証は本人の不安払拭につながると考えられ，精神保健福祉士がかかわり，傷病手当金等の情報提供をしていく。今後は現在在籍している会社への復職を希望しており，リハビリテーション（リワーク）計画作成と復職支援をしていく必要があり，会社の産業医・保健師と本人との連携も必要となる。

空気・水・食物

　入院時食欲はなく，声かけで何とか摂取し，水分摂取も看護師が促していた。しかし入院から1週間が経つ頃には，食事を全量摂取できるようになり，3週間後には「おいしかった」と話すようになった。入院による休息や抗うつ薬の効果が出始めたことから，食事摂取が改善してきていることが考えられる。引き続きおいしく食べられるか，摂取量を観察し，抑うつの程度をモニタリングしていく。

個人衛生

　入院時は髪のべたつきと無精ひげが目立ち，更衣を自らすることはなかった。看護師の声かけによって2日に1回のシャワー浴を行っていたが，その後はパジャマでベッドに入り込んでいた。入院3週目頃より，自らシャワー浴を行い，更衣し，ひげを剃っている姿がみられ，清潔を保てるようになっていた。また，洋服に着替えて活動するなど服装にも関心がもてるようになってきており，気分の改善がうかがえた。引き続き，衛生を保てているかを観察していく。

安全を保つ能力

　うつ病の悪化により，入院前は自殺を考え，自らの安全を保つことができなくなっていた。入院当初は看護師が頻回に見回りを行い，本人の様子や所在確認をしていた。入院後すぐに行われた医師との面談では，「死にたいくらいつらい」という思いを表出することができ，主治医からは必ずよくなるので病気の波に飲まれて命を絶ってはいけない，という話があった。その後，Dさんは自殺企図することはなく，安全を保つことができていた。入院1か月後の現在，希死念慮は否定している。引き続き表情と精神状態の変化を見守っていく。

病気とのつきあい

　Dさんは抑うつ感が強まっていく過程で自身の状態悪化に気づいておらず，死のうと駅にいたところを保護されたことで初めて，自身が通常の状態とは異なることに気づいた。うつ病の診断がされたとき，初めての挫折感を感じ，働かずベッドで休んでいることに罪悪感を感じた。入院後のDさんの話からは，医師の話を聞いて初めて，頭が回らないとか仕事がうまくいかなかったことの合点がいったという。以上から，現在は自身の病気の状態を理解できていると思われる。Dさんのストレングスである真面目な性格から，治療プログラムや服薬，今後の通院には真面目に取り組めると思われる。しかし，妻子を大切にし，妻子のため頑張らなくてはというDさんの強い思いが，うつ病の再燃，再発につながらないよう，今後の働き方，生活について，考えていく時間が必要ではないだろうか。

希望とストレングスのアセスメント

希望
- 子どもと公園で遊べるようになりたい
- 仕事に戻りたい

強みや役に立つ経験
- 妻子を大切に思っており，妻子のためにも元気になりたいと考えている
- 真面目に取り組めること

全体像（抜粋）

　現在は入院1か月が経過，うつ状態が改善傾向にあり，気持ちの落ち込みが減り，心身ともに安定してきている。退院や復職を考える時期にきており，医師の面談でもこれからの話が出ている。主治医による認知行動療法が始まり，自身の認知や行動の特徴を振り返る機会ができ，どのようにしたら楽にとらえられるかを考えている発言がみられる。本来の真面目な性格ゆえ，さまざまな活動を頑張りすぎる姿がみられ，入院治療により自身がすべきと考えている仕事や育児をこなせていないという感覚にとらわれたとき，あるいは治療の効果が見えにくいときなどに，不安が高まることが予想される。そのため，治療の経過を見守り，サポートしていく看護支援が必要と考えられる（#1）。

　Dさんには「真面目に取り組むことができる」「妻子のために元気になりたいと思っている」というストレングスがある。一方でこの特徴から，頑張りすぎ，自身を追い込むことにもなりかねず，症状再燃のリスクがある。Dさんの真面目なところを強みとして，これまでの人生や生き方を肯定しながら，これまで人を頼ってうまくいった経験も振り返り，どのように周囲に相談したり任せていくか，これからの働き方・生活をどう考えていくか，Dさん自身の考えを受け止め，整理していくサポートが必要と考える（#2）。

　以上から看護師は，Dさんの希望である「子どもと公園で遊べるようになりたい」「仕事に戻りたい」が実現できるよう，ともに考える取り組みを行うことができると考えた。

　入院 1 か月後の D さんはうつ状態が改善してきており，看護師は，今後の生き方を考え始めた D さんを支える方法について検討しました。そして，D さんのこれまでの人生，これからの暮らし方を考えるときに，ストレングス・マッピングシート（p.21，図 7）が使えると判断し，D さんにこのシートを書いてみるのはどうかと，簡単に紹介をしました。すると D さんは興味をもち，やってみたいということで，翌日の午後，病棟内のデイルームで 1 時間ほど，看護師と D さんの 2 人で取り組む時間をもちました。D さんは一つ一つ内容を看護師に確認しながら，一気に書き上げました。マッピングシートの中心に書かれた夢は，「子どもと公園で遊べるようになりたい」「仕事に戻りたい」であり，マッピングシートを書くことで，やりたいことが明確になったと話し，笑顔が見られました。

　看護師は，この夢を叶えるために D さんが取り組んできたこと，得意なこと，活かせることは何ですかね？　と声をかけ，一つ一つを一緒に確認していきました。最初 D さんからは「得意なことはないなあ」「今までのようにやっているとまた病気になるのかな…」といった発言が見られました。しかし，普段子どもさんとはどんなことをして遊んでいるんですか？　仕事ではどんなことを任されることが多いんですか？　など，これまでの経験を看護師が聞いていくうちに，子どもに対しても仕事に対しても責任感が強く，何でも自分でやってしまう，という D さんの傾向が見えてきました。D さんは「責任感が強すぎると，きっとまた病気になりますね」と苦笑しましたが，看護師が「では，責任をもって人に任せるという手もありますよね」と話すと，「なるほど！」と表情が明るくなる場面もありました。看護師が，D さんのネガティブな表現に対し，こういう見方もできますかね？　とポジティブな見方や新たな切り口を伝えていくことで，D さん本人からもまた別のアイデアが出たりと，表情も声も明るく，時折笑いも混じる話し合いとなりました（このプロセスで看護師は，問題解決志向からストレングスモデルへの思考の転換を意識し，話し合いました）。

2　取り組みたいテーマを決める

　D さんが作成したストレングス・マッピングシートを一緒に見ながら，D さんがこれから取り組みたいことを聞きました。D さんは，現在主治医と定期的に実施している認知行動療法が何よりうまくいくことを望んでおり，この成功にこれからの人生をかけているとも思える姿勢でした。これに関しては，D さんから「期待しすぎているかも」という発言があったため，認知行動療法について思っていること，治療への気持ちを，治療から少し距離を置いた支援者が受け止めていくことが必要だと考えられました。この看護師の心配を D さんに話し，看護師がサポートしたいと提案したところ，とても助かるとの返答がありまし

た。また，「これからどんな姿勢で働いていくかとか，どんな父親であったらいいのかなとか，いろいろ1人で考えているとモヤモヤしてしまうので，また話を聞いてほしい」という希望があり，コプロダクション計画に取り入れることにしました。

作成したコプロダクション計画リスト

> #1：認知行動療法が無理なく自分のものにできるよう相談していく
> #2：無理しすぎないような働き方，生活の工夫を一緒に考える

3　コプロダクション計画表を作成する

　一緒にコプロダクション計画表を作成するなかで，「自分がすることを書いておくのは頭の中が整理できていい」「看護師さんたちが自分のためにこんなにいろいろやってくれるなんて，とても心強いです」との声がありました。看護師が行っているケアを，クライエントにわかるように明文化したり，言語化して伝えることの大切さを，看護師は改めて感じました。

#1：認知行動療法が無理なく自分のものにできるよう相談していく

　#1は，Dさん自身が，自分で取り組むこととして書き出しました。自分1人でまずはやってみたい，そして，看護師にもそれを聞いてほしい，という気持ちを話したため，自分で取り組むこと，看護師と一緒に取り組むことの両方に具体的な方法を入れることにしました。

#2：無理しすぎないような働き方，生活の工夫を一緒に考える

　#2は，#1が立案され少し経ってから，認知行動療法がない日にデイルームのテーブルにて2人でじっくり話している際，仕事だけでなく，妻や子どものことにも話が及んだことから，看護師より，一緒に話し合ったり取り組んでいくこととして一度整理してみませんかと声をかけ，行うことになりました。あらかじめDさんが考えていたアイデアもたくさんあったので，それらを整理していきました。

#1：認知行動療法が無理なく自分のものにできるよう相談していく

希望：子どもと公園で遊びたい。仕事に復帰したい
ストレングス：治療への取り組みに前向きであること。医療チームを信頼していること

長期目標：認知行動療法で習ったことを無理なく生活で活かしていきたい

短期目標：
・自分の気持ちを客観的に眺めて日記に書いてみる
・認知行動療法のセッションの後，今日の気持ちや感じたことを担当看護師と共有する
・無理をしていないか，看護師との振り返りを定期的に行う

Dさんが取り組むこと

① 自分自身で気持ちを眺められるよう，日記に書いていく
② 自分で日記を定期的に振り返ってみる
③ 認知行動療法の後，受け持ち看護師と話す際に，今日の気持ちを伝える
④ 担当看護師と定期的に振り返りをする（無理をしていないか）

看護師が取り組むこと

〈**観察すること（OP）**〉

① 表情，精神状態，言動から，無理をしている様子はないか，焦燥感が強まっていないか観察する
② Dさんにとっての無理のない感じはどんな取り組み方のときか，話したり観察するなかから探っていく
③ 認知行動療法に何割の力で取り組んでいる感覚かを聞いてみる
④ 認知行動療法の参加状況と，取り組み状況を観察する

〈**介入すること（TP）**〉

① 認知行動療法のセッションの日は，声をかけ，その日の感想を尋ねる
② 看護師から積極的に介入しすぎず，Dさんのペースを大切にする

〈**学習のお手伝いをすること（EP）**〉

① 認知行動療法の疑問があれば，担当医に確認し，一緒に学ぶ

#2：無理しすぎないような働き方，生活の工夫を一緒に考える

希望：子どもと公園で遊びたい。仕事に復帰したい
ストレングス：妻子を大事に思っている。仕事に復帰したい気持ちがある

長期目標：1人で抱え込まず，他者にうまく任せて働く

短期目標：
・自分自身でこれからの生活の工夫を考えてみる
・担当看護師に話し，意見ももらい，実際にできそうか，話し合う
・面会に来た妻にも，自分のこれからのプランを話してみる

Dさんが取り組むこと	看護師が取り組むこと

Dさんが取り組むこと

① これまでの働き方をまずは自分で振り返ってみる。そのなかで，やりがいをもってできたこと，抱えすぎてつらかったことは何かを振り返る

② 周りと協力したり，頼ったことで「うまくいった出来事」を振り返ってみる

③ ①②について思うことを，担当看護師との会話でも話してみる

④ 育児について，妻や子どもについて思っていることを，担当看護師との会話で話し，客観的な意見も聞く

⑤ ①～④の話し合いは，自分の体調をみて無理をしないようにする。具合が悪いときは我慢せず看護師に伝える

⑥ 医師や精神保健福祉士からの情報をもとに，今後リハビリテーションや復職で利用できる資源を調べる

⑦ 面会時に妻に，今後自分がどのように働いていくことが元気でいられる方法と考えているか，自分の考えを伝えてみる。そして，妻の考えを聞く

看護師が取り組むこと

〈**観察すること（OP）**〉

① 精神状態，行動（焦りはないか）

② 疲労，ストレスの有無

③ 取り組みを行っているときのDさんの状態，取り組みによる変化

〈**介入すること（TP）**〉

① Dさんと病棟内デイルームや散歩で看護師と一緒にいる際に，これからについて話し合う時間をもつ（面談室で面接をするような固い雰囲気にはしない）

② 「この入院でなんとかしたい」という焦りがあるときは，長距離走のようにじっくりゆっくり取り組んでいきましょう，と声をかける

③ Dさんの疲れに配慮して実施する

④ Dさんの希望があれば，情報提供を依頼するなど関係者につないでいく

〈**学習のお手伝いをすること（EP）**〉

① Dさんのこれからのリハビリテーション計画に使える資源について，主治医や精神保健福祉士から情報を得て，一緒に学ぶ

4　計画を実践する

　Dさんはコプロダクション計画表を大事に手帳に挟んでおり，その日の担当看護師に見せるなど，積極的に取り組んでいました。

#1：認知行動療法が無理なく自分のものにできるよう相談していく

　#1については，主治医との認知行動療法のセッションが終わった後，看護師から声かけをしてその日の振り返りをする時間を短時間の立ち話であってももつことで，治療を側面から毎日支えていく，という意識が看護師にも芽生えました。Dさんはもともと看護師への声かけを遠慮しがちな人でしたが，看護師と目が合うと話しかけに来るなど，自ら報告をしてくれるようになりました。

#2：無理しすぎないような働き方，生活の工夫を一緒に考える

　#2については，Dさんは認知行動療法がない日や，比較的ゆったり過ごせる土日に取り組むことが多く，手帳に書き込むなど，自分から考えているようでした。妻にこれからどう生きていくかを話すということは，これまですべて自分で背負ってきたDさんには高いハードルではないかと看護師は考え，率直にその気持ちをDさんに伝え，相談にのっていきたいと話しました。

5　計画を評価し，修正する

　計画開始から2週間後にこれまでの実践の振り返りをしました。

#1：認知行動療法が無理なく自分のものにできるよう相談していく

　#1は達成でき，まだ気持ちが焦る日もありますが，順調に治療に臨んでいます。治療中にあったことも，看護師も気にかけてくれていることがわかるので話しやすい，と教えてくれました。Dさん自身が自分の気持ちを記録するなどモニタリングすることがうまくなってきたため，そのことをDさんに伝えました。そして，よりDさんのペースで，看護師が後方支援するイメージで進めていくのはどうかと投げかけたところ，Dさんも笑顔を見せていました。

#2：無理しすぎないような働き方，生活の工夫を一緒に考える

　#2については，本人との2週間後の振り返りで，「自分1人で考えるだけでなく，一緒に考えてもらったり，客観的な意見をもらえたことで，自分の理想と，それだけを追っていくことが，みんなの幸せにはならないのではと思えるようになった」とのDさんの発言が

ありました。またDさんは、「これからは、部下を信頼して任せることで抱えていることを減らし、仕事のバランスを整えていかないと、自分が倒れ周囲に迷惑をかけることになり、また妻や子どもを心配させることになるだろう」と話しました。妻とも話ができたようで、妻自身もこれからについて考えており、子どもの手が離れたため自分もフルタイム勤務復帰を考えているということ、妻は夫と一緒に家計を支えることで、精神的にも夫を楽にしてあげたいと考えていることがわかりました。Dさんは、「気持ちが随分楽になりました。自分が稼いで支えなくてはという重圧があったんでしょうね」と看護師に話しました。仕事の一つ一つよりももっと大きな視点で、「人に任せていく」ことにチャレンジし始めたようです。引き続き、今後についてDさんの考えを聞き、計画を継続していく予定です。

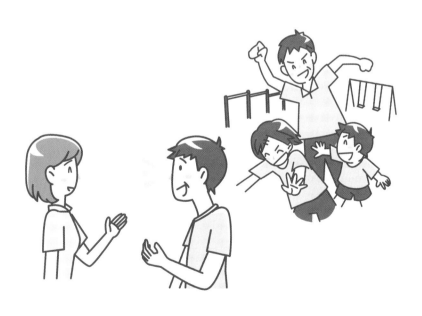

事例4：強迫症／強迫性障害の治療で入院中のEさん

基本情報

氏名：Eさん	**年齢**：20代	**性別**：男性
入院日：X年9月15日	**入院回数**：1回目	**現在の入院形態**：任意入院
現在の行動制限：なし		
最新アセスメント日：X年9月22日		

精神科診断名：強迫症／強迫性障害（DSM-5）
主訴・主症状：不潔恐怖，洗浄強迫
治療方針：曝露反応妨害法による治療を行いながら，安定した日常生活が送れるようにしていく
身体合併症の既往歴：なし

生育歴：
○県にて同胞3人中，第2子として生まれた。幼少時の発達に対して特段の指摘はなかったものの，玩具を整然と並べて遊ぶなどの物の配置へのこだわりはあった。また，神経質，几帳面な性格であったようである。父親の転勤にあわせて小学校は3回転校したが，転校先でも集団生活は問題なく送れており，中学校での成績は上位であった。中学校以降は父親が単身赴任したため転校はなく，そのまま地元の高校を卒業し，首都圏の大学に進学した。

現病歴：
大学に進学後，戸締りを繰り返し確認するなどの行為がみられたが，学生寮に住んでいたこともあり，他の寮生の目を気にして短時間で済ましていた。大学4年の4月に1人暮らしを始めると，忘れ物がないか何度も帰宅して確認したり，洗濯物の干し方が気になって何度も確認するなど，生活全般に時間がかかるようになった。1日のほとんどを家事に費やしてしまう日が続いたため，学業を継続することが困難になり，大学を休学して実家に戻った。

今回の入院に至った経緯：
実家に戻った後も確認行為がほとんど減らず，不安や焦燥が強まっていった。自室の外に出ると確認のためにエネルギーを消費してしまうとのことで，1日中自室に閉じこもってしまう日が続いたため，友人に勧められた近くの心療内科を受診した。外来治療にて曝露反応妨害法や認知行動療法，薬物療法を中心とした治療を受けたが改善はみられず，主治医と相談のうえ，Eさんの希望にて入院治療を受けることになった。

生物学的アセスメント（まとめ）：

　入院時には「頭の中がいつも忙しく回転していて落ち着かない」と訴え，衣類のシワが気になり何度もたたみ直す，手指の清潔が気になり長時間洗い続ける，入浴時に何度も同じところを洗ってしまうなどの強迫行為が存在した。入院治療によって，これらの頻度は少なくなり，時間の短縮もみられている。曝露反応妨害法による治療に対して積極的に取り組む一方で，1人で過ごす時間を中心に強迫行為が続いており，思うように症状をコントロールできないストレスを訴えることがある。入院時にみられた抑うつ的な症状は減少しているものの，上記のような症状をうまくコントロールできないときには表情や言動に焦燥感がみられる。

　現在のBMIは18.1であるが，入院治療によって食事に集中できる時間が増えており，入院前と比較すると上昇している。血液検査データは基準値内である。

心理学的アセスメント（まとめ）：

　Eさんは発症から4年間にわたって自覚症状に苦しんでおり，自ら精神科への入院を希望されるなど治療プログラムにも前向きに取り組んでいる。一方で，治療が思うように進まないことに対する焦燥感や不安も大きく，このまま自分が望んでいる将来を歩めないのではないかという絶望感や自己肯定感の低下もみられる。また，日によって症状に変動があるため，うまくいかなかった日には気分が落ち込み，自分の頭や太腿を叩くような行為がみられることがある。真面目な性格であり，日常生活行動にかかった時間を欠かさず記録しているが，うまくいかない日はその記録をみて落ち込む様子がみられ，「何で私はこうなってしまったんだろう」と発言するなど，自己肯定感の低下がみられる。

　プログラムに積極的に取り組んでいる一方で，無理しすぎてしまう傾向もみられるため，治療へのモチベーションや自己肯定感が低下しないように支援していくことが必要である。

社会学的アセスメント（まとめ）：

　Eさんの父親は単身赴任中であり，実家では母親（主婦）との2人暮らしである。父親と母親のどちらかが週に1回以上は面会に来ており，家族からのサポートは得られている。Eさんも両親も，ともに自宅への退院を希望しているが，入院前にはEさんの確認行為に対して叱責する場面が多くあったようで，退院までの間に家族に対して，疾病の理解やかかわり方のコツなどを説明し，協力を依頼する必要があると考えられる。

　Eさんは現在も大学を休学しているが，復学して就職をしたいという希望をもっている。「来年の4月には復学しないと，就職活動にさらに影響してしまう」との焦りもみられる一方で，「正直，退院した後に（症状が）元に戻ってしまうのではないか」という不安も聞かれている。退院後のサポート体制についても，外来診療以外のサポート資源で活用できるものがないか，検討していく必要がある。

空気・水・食物

入院時の BMI は 17.4 であるものの，血液検査データから低栄養状態ではない。入院前は強迫行為によって食事が妨げられていたが，入院治療が始まり食事を十分に摂れるようになってきたため，体重の回復が期待できる。食事摂取は症状による影響を大きく受けるため，退院後を見据えた症状との上手なつきあい方や，家族を含めた継続的なサポートを検討する必要がある。

個人衛生

入院時から，衣類のシワが気になり何度もたたみ直す，手指の清潔が気になり長時間洗い続ける，入浴時に何度も同じところを洗ってしまうなどの強迫行為が存在し，これらのセルフケア不足に対しては看護師が介入している。入院治療によってこれらの頻度は少なくなり，時間の短縮も期待できるが，自分でコントロールができているわけではなく，看護師による声かけと見守りは必要である。退院後の生活を念頭に，治療の進行にあわせて少しずつ E さん自身によるコントロールを試していき，看護師による見守りに移行していく必要がある。

安全を保つ能力

現在も日によって症状に変動があり，うまくいかなかった日には気分が落ち込み，自分の頭や太腿を叩くような行為がみられることがある。思い通りの結果が得られなくても自傷行為を行わなくて済むように，看護師ができたことを肯定的に伝えたり，自分でも気づくことができるようになるような支援が必要である。

病気とのつきあい

E さんは発症から 4 年間にわたって自覚症状に苦しんでおり，自ら精神科への入院を希望されるなど，自身の病気や治療について受容することができていると考えられる。また，曝露反応妨害法に対する学習もしており，治療プログラムにも前向きに取り組んでいることから，治療についても理解し，受容できていると考えられる。一方で，真面目で几帳面な性格であり，日常生活行動にかかった時間を欠かさず記録しているというストレングスがあるが，うまくいかない日はその記録をみて落ち込むことがある。病気との長いつきあいによる自己肯定感の低下を防ぐために，治療へのモチベーションや自己肯定感が低下しないように支援していくことが必要である。

希望とストレングスのアセスメント

> **希望**
> ・トイレ，入浴，歯磨きなどの日常生活行動で困ることなく過ごしたい
> ・大学に復学して就職し，安定した収入を得たい
>
> **強みや役に立つ経験**
> ・日常生活行動にかかった時間を記録し，自己分析することができる
> ・気になる点やわからないことを専門職に相談することができる
> ・転校が多かったので，初対面の人でもコミュニケーションをとることができる

全体像（抜粋）

> 　現在入院8日目であり，曝露反応妨害法による治療が進んでいる。Eさんにとって大きなストレスになっていた排泄や入浴，歯磨きにかかる時間は入院時と比較すると少し短縮してきており，不安の強さも低下してきている。このまま順調に治療が進むよう，医師や公認心理師によるプログラムをサポートし，治療による効果を実感できるようにかかわっていく必要がある（#1）。
>
> 　一方で，日によって症状に変動があるため，うまくいかなかった日には気分が落ち込み，自分の頭や太腿を叩くような行為がみられることがある。真面目な性格であり，日常生活にかかった時間を欠かさず記録しているが，うまくいかない日はその記録をみて落ち込む様子がみられ，「何で私はこうなってしまったんだろう」と発言するなど，自己肯定感の低下がみられる。プログラムに積極的に取り組んでいる一方で，無理しすぎてしまう傾向もみられるため，無理することなく継続的にプログラムに取り組めるように支援する必要がある（#2）。
>
> 　Eさんには「日常生活行動にかかった時間を記録し，自己分析することができる」というストレングスがある。このストレングスはうまくいかなかった日には落ち込みを誘発してしまいがちであるが，その日できなかったことよりも，できたことを看護師が積極的に伝え，肯定的な側面をEさん自身が意識できるようにかかわることで，治療へのモチベーションや自己肯定感が低下しないように支援していくことが必要である（#1，#2）。
>
> 　上記のアセスメントに基づき，Eさんの「トイレ，入浴，歯磨きなどの日常生活行動で困ることなく過ごせる」という希望ができるようになり，将来的には「大学に復学して就職し，安定した収入を得たい」という希望を叶えられるように，共同してケア計画を組み立て，実践していく必要がある。

1　コプロダクション計画の立案に向けた準備をする

　Eさんは初めての入院であったので，最初の1週間は支持的にかかわりつつ関係性を構築し，まずは慣れない入院生活での困りごとを解決していくことにしました。並行して看護アセスメントを進め，Eさんに提案するケアも検討していきました。また，Eさんの空いている時間に声かけを行い，ストレングス・マッピングシート（p.21，図7）の作成を提案し，Eさんの希望，経験や強みについて共有しました。希望はすんなり出てきたものの，Eさんは強みがなかなか思い浮かばないようで，看護師が思うEさんの強みを伝えると，「そうですか，そう思ったことはなかったなあ」と笑顔もみられ，最終的にはいくつか強みを自分であげることができてきました。

　入院治療の中心である曝露反応妨害法が，入院後しばらくして開始されましたが，医師や公認心理師と相談し，担当看護師は治療枠組みに沿ったケアをEさんと共同立案することにしました。午前中は食事，入浴といった強迫行為と関連する日常生活行動が多く，疲れてしまうことが多いため，午後の最も症状が落ち着いている時間に1回30分を限度にして作業をする時間を設けました。なお，最初は面接室で2人で作業を行っていましたが，途中から「他の人からも意見を聞いてみたいなあ」という本人の希望もあり，開放的なデイルームの一角で行うようにしました。

2　取り組みたいテーマを決める

　まず，Eさんが作成したストレングス・マッピングシートを一緒に見ながら，計画の大まかな方向性を決めていきました。看護師によるアセスメントの結果も伝えたところ，Eさんに必要とされるケアの方向性が概ね一致していることを確認できました。ただし，自傷行為については「自分を傷つける意図はなくて，何というか気合いを入れるような感じなんです。でも，周りの人にはそう見えてしまうかもしれないので気をつけます。計画のテーマにはしなくてよいかなと思います」と話したため，テーマにはあげないことにしました。

作成したコプロダクション計画リスト

> #1：症状があってもEさんにとって必要な日常生活行動ができるようにサポートする
> #2：症状による疲労やストレスに対してEさん自身で対処できる方法を一緒に考える

3　コプロダクション計画表を作成する

　Eさんは計画の作成中に，「何だか，自分の計画ってちょっと恥ずかしいですね」と発言

しましたが，「やることが明確になるので，私にはあっていると思います」とも話しました。また，「どんなときに何をしてもらえるのかがわかるので，そういう点ではわかりやすくて安心です。まあ，看護師さんが『何でこんなことを言ってくるのかな』っていう手の内もわかってしまうんですけど，それも発言の意図がわかってよいかもしれませんね」と笑って話していました。

コプロダクション計画は2つ立てました。

#1：症状があってもEさんにとって必要な日常生活行動ができるようにサポートする

#1は計画立案前からプログラムの枠組みに沿って行ってきたことでもあるため，現在取り組んでいることを文字に書き起こす作業になりました。短期目標の3番目「うまくいったときには自分を褒めることができ，うまくいかなくても気持ちを切り替えることができる」について，Eさんは「これ，たぶん私が苦手なことかもしれません」と話し，短期目標にするかどうか悩んでいましたが，「常に意識しておきたいから」ということでそのままの文言で短期目標に入れることにしました。

#2：症状による疲労やストレスに対してEさん自身で対処できる方法を一緒に考える

#2は看護師の提案をもとにした計画です。率直に「日常生活にかかった時間を欠かさず記録していることは素晴らしいのですが，うまくいかない日はその記録を読み返して落ち込む様子がみられるのが少し気になっています。プログラムに集中できているのはよいことなのですが，リラックスできず，少し疲れている様子も気になっています。うまくいく日も，そうでない日もあるので，それによる自己肯定感（Eさんはこの単語の意味を理解していました）の低下をできるだけ少なくできたら」というアセスメント内容をEさんに伝えたところ，「疲れているように見えますか…。確かに集中しすぎてしまってリラックスすることとか苦手かもしれません。何かよいリラックス方法がみつかるかな」と話し，Eさんも「とりあえず試してみましょう」と納得して目標とすることになりました。

#1：症状があっても E さんにとって必要な日常生活行動ができるようにサポートする

希望：大学に復学して就職したい
ストレングス：日常生活行動にかかった時間を記録し，自己分析することができる

長期目標：症状があっても必要な日常生活行動ができる

短期目標：
・看護師の声かけによって強迫行為を止めることができる
・1 人のときでも，看護師と一緒に考えた対処方法に取り組むことができる
・うまくいったときには自分を褒めることができ，うまくいかなくても気持ちを切り替えることができる

E さんが取り組むこと	看護師が取り組むこと
① 手洗いが 10 分間で終わるように意識し，続くようであれば看護師に声をかけてもらう	〈**観察すること（OP）**〉
② 乾燥が終わった衣類をたたむとき，1 時間以上続くことがあれば看護師に声をかけてもらう	① 手洗い，衣類たたみ，入浴にかかっている時間と行動の内容
③ 入浴に 45 分以上かかることがあれば，看護師に声をかけてもらう。また，同じ場所を何度も洗ってしまうことがあれば，記録に残しておく	② ①以外にも時間がかかっている行動の内容と時間
	③ 入院時から続けている「日常生活行動にかかった時間の記録」に書かれた内容
	④ 左記の取り組みを行っているときの感情や表情
④ それ以外にも，時間がかかってしまう日常生活行動があれば，看護師と相談する	〈**介入すること（TP）**〉
⑤ 入院時から続けている日常生活行動にかかった時間の記録を続ける	① 手洗いが 10 分間以上続いているようであれば声をかける
⑥ 記録を看護師と一緒に振り返り，うまくいったところ，頑張ったところがあれば自分を褒める	② 衣類たたみに 1 時間以上かかっていたら声をかける
	③ 入浴後 45 分経過したら声をかける
⑦ うまくいかないこと，つらいことがあったら 1 人で抱えず，看護師など誰かに話してみる	④ 結果にかかわらず，うまくいったところ，頑張っていたところを見つけて伝える
	〈**学習のお手伝いをすること（EP）**〉
	① E さんが自身の病気や症状について学びたいとき，一緒に学習する

#2：症状による疲労やストレスに対して E さん自身で対処できる方法を一緒に考える

希望：大学に復学して就職したい
ストレングス：日常生活行動にかかった時間を記録し，自己分析することができる

長期目標：症状による疲労やストレスがあってもうまく対処することができる

短期目標：
・リラックスできる方法を 1 つみつけ，練習することができる
・疲れたときや休みたいときには看護師などに伝えることができる
・練習した方法がうまくいったときには自分を褒めることができる

E さんが取り組むこと	看護師が取り組むこと
① これまでのリラックスできた方法を看護師などと一緒に思い出し，書き出す	**〈観察すること（OP）〉**
	① 1 日の過ごし方，睡眠状態
② これからやってみたいリラックスできる方法を，看護師と一緒に試してみる	② 疲労やストレスの状態や表情
	③ 左記の取り組みを行っているときの E さんの状態や，取り組みによる変化
③ 試してみたリラックスできる方法がどうだったか，役に立ちそうかなどを看護師と話し合う	**〈介入すること（TP）〉**
	① E さんがこれまでにリラックスできた方法を思い出すのを手伝う
④ ①〜③がうまくいったときは自分を褒める。うまくいかなくてもトライした自分を褒める	② これまで知られているリラックス方法について E さんに情報提供する
⑤ ①〜④に疲れたときや，休みたいときは我慢せずに看護師に伝える	③ E さんがやってみたいと思うリラックス方法を一緒に試す
	④ 左記の取り組みに対して，結果にかかわらず，うまくいったところ，頑張っていたところを見つけて伝える
	⑤ E さんの疲れに配慮し，休みたいという気持ちがないか確認する
	〈学習のお手伝いをすること（EP）〉
	① これまでに有効性が明らかになっているリラックス方法について，一緒に学習する

真面目な性格のＥさんは，コプロダクション計画表をベッドサイドの目立つところに置き，毎日意識的に実践していました。

#1：症状があってもＥさんにとって必要な日常生活行動ができるようにサポートする

#1については，担当看護師が不在のときでも他のスタッフが統一的にかかわることで，最初の１週間から取り組むことができ，看護師はほぼ見守るだけでした。この結果に対して担当看護師は，毎日うまくいったところを整理し，Ｅさんにフィードバックを行いました。

#2：症状による疲労やストレスに対してＥさん自身で対処できる方法を一緒に考える

#2は，病棟プログラムのない自由時間が多い日に，担当看護師と一緒に行いました。まずは，これまで実践してきたリラックス方法を思い出しながら，Ｅさんにそれぞれの方法を100点満点で自己評価してもらいました。リラックス方法のレパートリーが少なく，評価点もあまりよくなかったため，いくつか看護師のお勧めリラックス方法も提案し，何回か練習をしてみました。

５　計画を評価し，修正する

計画開始から２週間後に，これまでの実践の振り返りをしました。

#1：症状があってもＥさんにとって必要な日常生活行動ができるようにサポートする

#1は概ね達成していましたが，近日中に主治医も交えて計画を修正していきましょうということになりました。現在も声かけなし（見守りのみ）で達成できていることが多く，次のステップをどこにするかを探っています。

#2：症状による疲労やストレスに対してＥさん自身で対処できる方法を一緒に考える

#2については，あげていたリラックス方法を試す機会が二度ありましたが，どちらもあまり効果がなかったことをＥさんは話していました。しかし話しているうちに，「そういえば，散歩をすることが好きで，気分転換によく公園に行っていました」と思い出したようで，主治医と相談して病院近くの公園で過ごす時間を設けられないか相談してみようという

ことになりました。

　翌日，Eさん，担当看護師，主治医の3人で相談し，病院近くの公園に単独で外出することになりました。1時間ほどで病院に戻ると，笑顔で「やはり外は気持ちが良いですね。少し元気が出てきました」と看護師に話しました。#2について，"公園への外出"がリラックス方法の1つになり得ることをお互いに確認し，Eさんが引き続き主体的に実践し，定期面談の際にその効果を確認していくことになりました。

　また，外出後の手洗いを心配していましたが，いつもより少し長く続くものの，看護師による声かけなしでEさんは10分以内に終えることができました。看護師からうまくいったことをEさんにフィードバックしたうえで，#1については外出後にも適用していくことを確認しました。Eさんは，「今回は外で何かを触ったわけではないので，自分でも大丈夫だろうなと思っていました。少しずつ試していきますね」と達成感を得たようです。

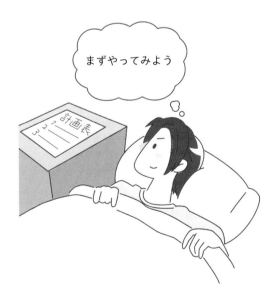

5

事例5：神経性やせ症／神経性無食欲症の治療で入院中のFさん

氏名：Fさん　　　　　　**年齢**：10代　　　　　　**性別**：女性

入院日：X年9月4日　　　**入院回数**：1回目　　　**現在の入院形態**：任意入院

現在の行動制限：閉鎖病棟。病棟内での行動はフリー。通信・面会の制限なし。室内レクリエーション（火曜日10：00～）への参加可能。作業療法（花壇）（月火木金15：30～）にはスタッフ付き添いにて参加可能。外出・外泊はその都度医師の許可が必要

最新アセスメント日：X年9月14日

精神科診断名：神経性やせ症／神経性無食欲症（DSM-5）

主訴・主症状：体重が減少した。運動していたほうが気分が紛れる。イライラすることがある

治療方針：40kg（BMI：16.0）を目指し治療を開始する。行動範囲は病棟内から開始し，身体状態の改善にあわせて拡大していく。食事は1,000kcalからはじめ，飲料の制限はなし

身体合併症の既往歴：なし

生育歴：同胞2名中，第1子長女として生まれた。小学校では，どんなことでも真面目に取り組み，成績は優秀であった。高学年になり，周りと比較されて体格がよいと言われていた。中学校に入り，積極的に人と話すほうではないが，仲のよい友達はおり，勉強や部活動に熱心に取り組んだ。

現病歴：中学校では陸上部に所属。X-1年，Fさんは中学2年生のときに，部の最速のランナーで学業の成績も良い友人を羨ましく感じ，「自分も体重を減らしたら，友人のように完璧になれるかもしれない」と思うようになった。同年の身体測定の際に友達同士で体重について話をしたことで，一層，体重を気にするようになり，運動量や食事量を極端に気にしはじめた。体重を減らすために，運動量を増やそうと走りこむようになり，食事量も減らし，特に炭水化物を控えるようになった。運動や食事制限の効果により，中学2年生の冬には目に見えて体重は減ったものの，めまいやイライラ感を感じるようになった。

中学3年生になると，受験のために深夜まで熱心に勉強をしていたが，運動や食事制限は続けていた。体重の減少が緩やかになってきたため，やせる方法として自己誘発嘔吐を試すようになり，この頃から「思うようにやせられない。自分は価値がない人間だ」と考えるようになった。母親は，Fさんが摂取カロリーを計算しながら1日に数回体重を量り，便秘を訴え頻繁に下剤を服用していることや，食事量が少なく，月経が止まり，イライラして引きこもることが多いことに気づき，心配していた。

今回の入院に至った経緯：X年8月，母親はトイレでFさんが嘔吐をしているところや，腕や大腿部を切りつけた痕を発見した。すぐに助けたいことを伝えると，Fさんは戸惑いながら「体重が増えるのが怖い」「勉強も体重も思った通りにならない」と打ち明けた。その後，母親の促しにより精神科外来を受診し，本人の同意を得てX年9月4日に任意入院となった。

生物学的アセスメント（まとめ）：

入院時の主な症状は低栄養状態であり，入院前からの食事制限や嘔吐，下剤の乱用により，皮膚の乾燥，BUN 高値（入院時）がみられ，脱水状態の可能性も示唆された。低カリウム血症，低リン血症が認められ，低血圧，低体温，徐脈なども生じている。入院後は，食事を何とか完食しているが，入院前に比べて食事量が増えたこと，6 日目の体重測定時には体重が微増していたことから，肥満恐怖をさらに強く感じるようになり，食後の嘔吐や過活動がみられている。栄養療法の開始直後にリフィーディング（再栄養）症候群（著しい低栄養状態の人に急激に栄養を投与した際に発生する一連の代謝合併症のこと。体内の水・電解質異常により，不整脈や心不全，呼吸不全などさまざまな症状が引き起こされる）を起こしやすいため，薬物療法としてビタミンやミネラルの補充がされている。リン，カリウム，マグネシウムなどの電解質のモニタリングを継続する必要がある。

急激な体重減少をきたしたことから，生命維持にかかわるだけでなく，理解力，思考力の低下に伴う認知の修正が難しく，肥満恐怖が強く，体重増加や食事へのこだわりが強い状況である。"体重を増やさなければならないが，太りたくはない"という相反する感情が存在していることを十分理解し，F さんの訴えを聞きながら，それらの思いを表出することを支援していく必要がある。

心理学的アセスメント（まとめ）：

入院時 BMI13.7 と明らかな低体重であるにもかかわらず，体重と体型についての認知の歪みから，やせ願望，肥満恐怖を生じていた。

入院前は体重をコントロールすることによって自己の価値を見出していたと考えられる。しかし，入院直前に体重コントロールがうまくいかなくなると，神経性やせ症の特性でもある完璧主義，思考の柔軟性の欠如など複合的な要因も作用し，「努力しているのに，思うように体重が減らないなんておかしい」と自己否定的な発言がみられた。体型や体重以外の部分で F さんが自分を評価することができるよう，支援していく必要がある。

入院 6 日目には食事を完食できているものの，肥満恐怖が強く自己誘発嘔吐や過活動がみられている。体重も微増しているが，F さん自身の認知の歪みや自己評価の低下の改善には至っておらず，今後も衝動的な自傷行為が継続され，肥満恐怖による嘔吐や過活動も亢進する可能性がある。F さんの精神的不安に寄り添い，思いを受け止めながら支持的に支援していくことが必要である。

社会学的アセスメント（まとめ）：

F さんは 4 人家族（父母妹）であるが，主に母親が F さんの世話をしている。父親は仕事が忙しく，F さんは父親と会話する機会が少なく父子関係は希薄である。母親は父親の無関心な態度に不満はあるものの，父親への不満を直接本人へ向けることはなく，娘への世話や過干渉に置き換わっている。F さんは両親の夫婦関係がうまくいっていないことや，父親が無関心であること，母親の過干渉について漠然とした不満があるようだが，言葉で表すことができず，イライラ感や母親への攻撃的な態度として表出されている。F さんが家族に対して直面する思いを表出し，一緒に整理していく必要がある。家族も神経性やせ症についての知識や対処方法を十分に理解していないことから，家族教育を取り入れ，本人とともに病気に向き合うことができるように促していく必要がある。

空気・水・食物

　BMI13.7 は「やせ（低体重）」に分類される。入院前はカロリーの低いものを選択し，食事量を減らしていたことから，入院時の 1,000kcal の食事には抵抗がみられ，身体的にも精神的にも苦痛が大きいと考えられるが，食事療法を守り毎回全量摂取できている。しかし，肥満恐怖から時折，食後に嘔吐がみられる。食事に対するつらさを傾聴するとともに，今後体重が増加していくにあたり，体型の変化への受容に寄り添い，精神面における支援を行う必要がある。

　入院時の検査では低栄養状態であり，脱水傾向を示している。その他，血糖値やカリウム，リンなどの電解質も低値であり，低栄養による身体面への影響がみられるため，今後もモニタリングが必要である

活動と休息

　医師から自室内での安静の指示があるにもかかわらず，肥満恐怖から隠れて運動をしたり，廊下を黙々と歩くなど過活動状態であり，「運動をしていると気分が紛れる」という発言がみられる。医療者との信頼関係を築き，神経性やせ症の疾病受容や治療の必要性についての理解を促すことが必要である。また，運動したくなる気持ちに共感しながら，対処法についても一緒に考えていく必要がある。

孤独のつきあいとバランス

　ほとんどの時間は自室のカーテンを閉め切り，他者との接触を避ける様子から，他の患者との関係を自ら築いていこうという様子はみられない。治療や食事の話には表情が曇り，看護師や他の医療者にも自分の気持ちを表出できていない。食事摂取への不安のほか，退院に向けて体重を増やさなければならないことは理解しているが，「体重が増えるのが怖い」という相反する葛藤を抱えている様子である。積極的な関心を向けることで気持ちを表出しやすい安心感のもてる環境を整え，適切な自己表現ができるように援助していく。

　家族に対する不安や不満に対して自ら言葉に表すことや，伝えることが困難な状態から，家族（特に母親）に対する気持ちを傾聴し，F さん自身が気持ちを整理できるような支援をしていく。

希望

・希望の高校に合格するために早く退院して，学校に戻りたい
・尊敬できる先生がいるから，教師になりたい

強みや役に立つ経験

・入院後は食事療法のルールを守り，食事を毎食完食できている
・将来の展望があることから，夢や目標に向かい入院中も勉強に励んでいる。この強みを活かして，治療を乗り越えていくことができると考えられる。治療中でも自分の夢の実現を果たすための努力ができていることは，Fさんの強みである

全体像（抜粋）

　入院時の検査では低栄養状態，脱水傾向を示し，血糖値やカリウムなどの電解質も低値であり，今後もモニタリングが必要である。そのため，食事を完食できていることを評価し，食事の摂取に継続して取り組めるよう，一緒に工夫していく（#1）。

　入院前に比べて食事量が増え，6日目には入院時からの体重増加が＋0.5kgとなり微増している。「自分はやせているとは思わない。お腹が出ているのが気になる」「自分は価値のない人間だ。何をやってもうまくいかない」とボディイメージの歪みがみられるとともに，強迫的なまでの完璧主義，思考の柔軟性の欠如により，少しでもうまくいかないことがあると自己評価や自尊感情が低下しやすい状態である。入院中に，Fさん自身が自分の長所や努力してきたことを知り，自己肯定感を高められるように，Fさんの良い面に着目し共有していく必要がある（#2）。

　今後治療が進むにつれて，体重増加や体型の変化を受け止めきれず，肥満恐怖がさらに強く現れる可能性がある。食事に対する強いストレスにより過活動，嘔吐等をしたい気持ちが高まることも懸念される。不安やつらさを抱え込むことで回復の妨げとならないように，気持ちの表出を促していく必要がある（#3）。

　「希望の高校に合格するために早く退院して，学校に戻りたい」という希望があり，将来についても「教師になりたい」という夢があること，現在は食事を全量摂取できていることは，Fさんのストレングスである。これらのストレングスを活かして，低栄養状態の改善のために食事摂取を続けること，自己肯定感を高められるよう自身の強みやできていることについて知ること，気持ちの表出を促すこと，に焦点を当て一緒に取り組んでいく。

　入院して 6 日が経ち，体重の増加が徐々にみられ，肥満恐怖や過活動などの症状も現れている様子ですが，F さんからそれらの事柄に関して話すことはほとんどありません。看護師はまずは F さんの気持ちを理解し受け止めるために，定期的に訪室し，F さんとかかわる機会を多くもちました。積極的に関心を向け，F さんの好み，嗜好に話題をあわせるなど，安心感を得られるようかかわることを意識し，信頼関係を形成することに努めるとともに，不安や葛藤について言語表現を促しつつ，何かあればいつでも相談を受けられる存在となれるよう支援しました。特に，情動が不安定になりやすい食事前後は慎重に声かけを行い，つらい状況を 1 人で抱え込まずに治療に取り組めるよう，支持的にかかわりました。

　もともと積極的に人と話すタイプではないこと，初めての入院生活のため慣れない環境での緊張もあり，はじめは看護師の質問にも「大丈夫です」と答えることが多かったのですが，受容的なかかわりを継続することで，徐々に F さんからの発言が増えていきました。「先生の話を聞いて，少しこの病気のことがわかった気がします」と病気についても受容しはじめているようでした。一方で，いったん食事の話になると，表情は硬くなり，自発的な発言は減りました。また，このときに記入したストレングス・マッピングシート（p.21）には，「自分は劣っていて良いところがない」と書かれていました。

2　取り組みたいテーマを決める

　コプロダクション計画の立案に向けた準備を始めてから 1 週間が経過し，体重の増加（BMI14.2）に伴い，F さんの治療は新たなステップに入りました。食事は 1,400kcal ／日を摂取しており，臨床心理士による心理面談が週 2 回実施されています。看護師と F さんの関係性は良好であり，看護師が「F さんの希望を聞きながら，一緒に計画を立てていきたい」と伝えると，「一緒にやるならできそう。やってみたい」と返事がありました。

　そこで看護師が，F さんが現在感じていることについて聞くと，F さんは少し考えた後，「食事量が増えてからつらくなってきた」と打ち明けてくれました。看護師は，この F さんの気持ちやこれまでのアセスメントを踏まえてテーマとなりそうな内容を助言し，F さんの意見も取り入れながらテーマを決めていきました。

#1：栄養状態のモニタリングを継続し，食事の摂取が継続して取り組めるよう工夫する

#2：自己肯定感を高められるように，できていることを共有し，一緒に振り返る

#3：食事に対する強いストレスやつらい気持ち，不安による過活動や，嘔吐，自傷行為をしたい気持ちを表出できるよう取り組む

また，看護師はアセスメントの段階で，Fさんの疾病悪化の原因の1つに家族関係があると推測しました。しかし，初回入院で心理面談を始めたばかりであるため，家族の実情やそれに対するFさんの思いをとらえることは困難であると考え，今回はテーマにあげることは控え，心理面談や本人，家族から得た情報をもとに，関係性を見守りながらアセスメントを随時行うことにしました。

3 コプロダクション計画表を作成する

テーマを決めた後，Fさんとともにコプロダクション計画を作成しました。

#1：栄養状態のモニタリングを継続し，食事の摂取が継続して取り組めるよう工夫する

#1は食事に関する計画としました。長期目標は退院までに達成したいものとし，短期目標は1週間程度で達成できる目標を考えました。Fさんは，「早く退院したいから，週1kg増えるように頑張る。短期目標に入れたい」と言いましたが，看護師はこれまでのFさんの体重が＋1kg未満で推移していることから，「具体的な数値ではなく『増加する』ことをまずは目標にしてみませんか」と提案しました。Fさんは「そうですね。目標にするとその数値ばかり気にしてしまうかもしれませんね」と話してくれました。また，日記をつけることについては，「入院中の体験を書き留めておきたいと思っていました」と意欲を示してくれました。

#2：自己肯定感を高められるように，できていることを共有し，一緒に振り返る

#2は，入院前に「自分には価値がない」，入院後にも「自分は劣っていて良いところがない」など，Fさんに自己否定的な発言が多く見受けられたので，自分を肯定的に受け止められるように計画しました。Fさんは「自分の良い面なんて考えたことないです」と少し不安そうに話しました。看護師も，自己肯定感を高めるためのケアを実践することは容易ではないと考えましたが，入院の機会に自身のとらえ方が少しでも変わればと考え，Fさんに伝えると，「やってみます」と承諾してくれました。

　#3は，気持ちの表出に関する計画を立てました。看護師は，Ｆさんが食事について自分の気持ちをうまく表出できずに，自分で抱え込んでしまうことを懸念していることを伝えると，「確かに食事のことはうまく話せない」と話しました。臨床心理士との面談でも，治療について聞かれると戸惑うＦさんの様子がみられています。気持ちを整理するためにも，少しずつ話を聞かせてほしい旨をＦさんに伝えたところ，同意が得られ目標とすることになりました。

作成したコプロダクション計画表

#1：栄養状態のモニタリングを継続し，食事の摂取が継続して取り組めるよう工夫する

希望：「希望の高校に合格するために早く退院して，学校に戻りたい」「教師になりたい」

ストレングス：入院後は食事療法のルールを守り，食事を毎食完食できている

長期目標：適正な栄養状態を維持し，BMI16.0に到達する

短期目標：
・食事を全量摂取することができ，体重が増加する
・食事量が増えても時間内に完食するための対策を考えることができる
・良好な栄養状態を維持できる

Fさんが取り組むこと	看護師が取り組むこと
① 食事療法で定められた設定時間内に完食する	**〈観察すること（OP）〉**
② 日記に食事の記録を記す	① バイタルサイン（体温，血圧，脈拍，呼吸数：徐脈，低体温，低血圧の有無）
・ 食事の献立を書き，退院後に見返して，自身の食事の参考になるようにする	② 随伴症状（皮膚の乾燥，脱水状態，浮腫，倦怠感，便秘，腹痛，不眠，うつ状態，注意力散漫，判断力低下の有無）
・ 摂食症状の出現についての記録を行い，症状の出やすいタイミングや食材について振り返る	③ 食事摂取量，食事内容
・ 日記に記した症状への対策を考える	④ 食欲
・ 食べることへの不安な気持ち，気になることがあれば，記入する。ただし，すぐに話を聞いてほしい場合は看護師に伝える	⑤ 食事中の様子（食行動の異常の有無）
・ 日記には看護師がコメントするスペースをつくり，一緒に振り返る	⑥ 非代償性の行動（過活動や嘔吐）や自傷行為の有無
・ 1週間後に日記を見直し，自身の食事に関して，どこでつまずいているのか，何に焦点を当てればよいのか，振り返る時間を設ける	⑦ 食後のベッド周辺のごみの状況
	⑧ 活動量（日中，夜間），種類，頻度
	⑨ 食事時間以外の過ごし方
③ 今後，食事量が増えた際に想定される，食前・食事中・食後のそれぞれの気持ちや衝動について考える	⑩ 検査データ（採血，採尿：栄養状態，腎機能，肝機能，糖代謝，電解質）
	⑪ 身体的所見（外観，身長，体重の変化，口腔（歯の酸蝕），皮膚，爪）
	⑫ 栄養に関する知識

実践活用事例

⑤ 事例5：神経性やせ症／神経性無食欲症の治療で入院中のFさん

④ 食事量が増えた場合を想定し，食事を時間内に完食するための対策を看護師と一緒に考える

⑤ 動きたくなってしまうときは，ベッドサイドで塗り絵などを行い，気分転換を図る

⑥ 食後すぐにトイレに行かないようにすることで，吐きたい気持ちが強くならないようにする

⑬ 食事，体重へのこだわり

⑭ 体重増加への嫌悪感などの感情

⑮ 排泄状況（回数，性状）

〈**介入すること（TP）**〉

① 日記にコメントを記入する。コメントは，Fさんの努力や頑張りを労い，Fさんの気持ちを丁寧に肯定する。できなかったところは否定せず，次の計画につなげる。1週間後に見直し，Fさんの気持ちに着目しながら焦点化すべきポイントをともに考える

② 日記以外でも，食事が制限時間内に完食できたこと，体力が回復してきていることなど，できていることを労い，Fさんの変化をフィードバックする

③ 時間内に完食できなかった場合も，Fさんの気持ちを傾聴し，責めずに頑張りを認め励ます

④ Fさんが治療に対して抵抗感を示しても非難せず，必ず回復すること，そのためにいつでも協力することを伝える

⑤ 食事の摂取に関する不安や，「体重が増えるのが怖い」などの恐怖，食後の罪悪感などの葛藤に対しては，思いを受け止め，寄り添う姿勢でかかわる

⑥ 体重測定時は，正確な計量のために，ポケットの中身や直前の水分摂取量などに注意する

〈**学習のお手伝いをすること（EP）**〉

① 栄養摂取が心身に与える影響，Fさんの健康的な身体づくりや成長に必要であることを説明する

② 家族に対して，Fさんの現状が生命維持のための安全を第一に考える時期であり，干渉しすぎず，寄り添い見守る視点も大切であることを説明する

#2：自己肯定感を高められるように，できていることを共有し，一緒に振り返る

希望：「希望の高校に合格するために早く退院して，学校に戻りたい」「教師になりたい」

ストレングス：夢や目標に向かい，入院中も勉強に励んでいること

長期目標：自分の強み，できている取り組みや頑張りを認識し，うまくいかなくても自分を責めすぎず，気持ちを切り替えられるよう努力できる

短期目標：
・これまでの経験や現在の取り組みから，自分の強みを書き出し，3つ以上あげることができる
・うまくいったときはできたことを言語化し，自分を褒めることができる

<table>
<tr><th>Fさんが取り組むこと</th><th>看護師が取り組むこと</th></tr>
<tr><td>

① 自分のこれまでの経験や，良い面を看護師と一緒に考えて書き出してみる

② うまくいったときは自分を褒めることができ，うまくいかなくても自分を責めなくてもよく，気持ちを切り替えることで心のバランスを保てることを知る

③ 体重測定時に思い通りの測定値でなくても，自分を責めることなく，前を向いて次の目標を設定する

④ 日記のなかにも，その日にできたこと，頑張ったことを書き留めておき，振り返る（シャワー時にお腹が気になったけれど，鏡を見ないようにしたなど）

</td><td>

〈観察すること（OP）〉

① Fさんの性格，特性

② これまでの成功体験

③ ポジティブ・ネガティブな発言

④ 体重（測定時）

〈介入すること（TP）〉

① 食事を完食できていること，順調に回復していることなど，小さな変化を見つけて努力を肯定的にフィードバックする

② 肯定的側面を引き出すため，Fさんの良い面に焦点を当てて，これまでの経験・自身の性格を振り返る機会を設ける

問いの例：

・Fさんのもっている知識・スキル

・これまで挑戦・達成したこと

・周囲の人はFさんのどこが良いと言うか

・他人の良いと思うことや行動で，Fさんにも共通していること

・他人のもつ良い面のうち，Fさんにあるものは何か

</td></tr>
</table>

・反対に，Fさんにはない他人の悪
　い面は何か，など

〈学習のお手伝いをすること（EP）〉

① 症状として，「体重が増えるのが
　怖い」などの摂食障害の認知の
　歪みが現れたり，体重増加に耐
　えられない苦痛や不安から攻撃
　的・衝動的な行動をとることがあ
　る。治療過程のなかでそれらを外
　在化して，それが病気の症状であ
　りFさん自身のせいではないこと
　を伝える

#3：食事に対する強いストレスやつらい気持ち，不安による過活動や，嘔吐，自傷行為をしたい気持ちを表出できるよう取り組む

希望：「希望の高校に合格するために早く退院して，学校に戻りたい」「教師になりたい」
ストレングス：治療中でも自分の夢を実現するための努力ができていること

長期目標：自ら，不安や苦痛などの感情を表出できる

短期目標：
・医療者の問いかけにより，気持ちを表出できる
・心理的・身体的につらい状況にあるときは，ナースコールなどで看護師を呼ぶことができる

Ｆさんが取り組むこと	看護師が取り組むこと
① 食事へのストレス，動きたくなる気持ち，嘔吐，自傷行為をしたい気持ちなどを，話しやすいと感じる医療者に伝える。難しい場合は，日記に書いてみる ② 不安が強い場合はナースコールを押して，「話をしたい」ことを看護師に伝える ③ 他者に伝えることを躊躇するような場合は，自分の気持ちを話す際にどのようなことを感じるのか考え，可能な範囲で医療者に伝える（自分のことを人に話すのが恥ずかしい，周りの負担になりたくないなど）	〈観察すること（**OP**）〉 ① 感情的反応（流涙，イライラ，興奮など） ② 感情の内容 ③ 非代償性の行動（過活動や嘔吐）や自傷行為の有無 ④ 病棟での対人交流 ⑤ 家族との関係性（言動・想い） ⑥ 医療者とのかかわり ⑦ 心理面談後の表情・気持ち・理解度 ⑧ ボディイメージに関する言動 ⑨ 食事中の様子 ⑩ 日記の内容 〈介入すること（**TP**）〉 ① 会話中はＦさんのペースにあわせて時間をとり，言葉が出てくるまで待つ ② Ｆさんが自分の気持ちを表出できたときには受容的にかかわり，感謝を伝える

③ また，なぜそう思ったのかを一緒に考え，言語化することで自分の気持ちを見つめ直す機会となるよう促す

④ 流涙している場合は，落ち着くまで傍らで付き添う。背中をさすったり，「そう感じていたんですね，つらいですね」と声をかけるなど，その状況に望ましい方法で声をかける

〈**学習のお手伝いをすること（EP）**〉

① つらいときに気持ちを表出し，信頼できる人に頼ることは悪いことではないこと，些細でも気になることがあれば話してほしいことを伝える

② 治療を中止したくなったり，自分を傷つけたくなったら，安全を守るために必ず相談してほしいことを伝える

4　計画を実践する

#1：栄養状態のモニタリングを継続し，食事の摂取が継続して取り組めるよう工夫する

　Fさんは早速日記をつけ始めました。初日の日記には「これからもっと食事の量が増えると，他の患者さんの食材の大きさとか量を自分と比べたくなって，食べ終わるのに時間ギリギリになってしまいそう」と書かれていました。そこで，看護師と一緒に，食事中は気になっても周りを見ないで自分の食膳に集中して食べること，箸のほかにもスプーンを使うことで一口量を確保することを対策として実施することにしました。日記は毎日Fさんが記入し，看護師がコメントしました。また，日々の会話のなかで，学校に戻ることや教師になる夢と関連させ，健康な身体づくりや栄養摂取の必要性についても，話をするようにしていきました。

#2：自己肯定感を高められるように，できていることを共有し，一緒に振り返る

　看護師は，食事とその前後の時間帯を除きFさんが落ち着いて話ができるタイミングで，Fさんの肯定的側面を引き出すために話し合う時間を設けました。Fさんが話しやすいように，面談室を利用しました。また，計画立案時に使用したストレングス・マッピングシートを用い，参考にしました。

#3：食事に対する強いストレスやつらい気持ち，不安による過活動や，嘔吐，自傷行為をしたい気持ちを表出できるよう取り組む

　治療や食事に関する話には抵抗がある様子であったので，言い換えや明確化などの治療的コミュニケーション技法を使い，Fさんが自分の気持ちを率直に表現できるようにかかわりました。看護師が意識的に会話を展開していくことで，Fさんは少しずつ気持ちを表出できるようになりました。

5　計画を評価し，修正する

　計画開始から1週間後にこれまでの実践をFさんと一緒に評価しました。現在はBMI14.5，計画開始4日目に食事は1,400kcal／日から1,600kcal／日に変更されました。

#1：栄養状態のモニタリングを継続し，食事の摂取が継続して取り組めるよう工夫する

　#1の短期目標はおおむね達成できています。Fさんは自身の夢や希望のために現在の治療が必要であることを理解できた様子であり，学校に戻ることを目標に，過活動は勉強，塗

り絵などの代替法で自制しています。Fさんは胃部不快感があり，不安が高まると食後に嘔吐することがありましたが，看護師に自ら伝えることができています。また，入院してから自傷行為は一度も見られていません。これらについて看護師は，日々のかかわりや日記の中で，頑張りを評価しています。

　Fさんとともに日記を振り返ったところ，揚げ物やドレッシングなどは苦手で不安が高まりやすく，牛乳，米飯はお腹の張りを感じやすいことがわかりました。今後は，牛乳はヨーグルトに，米飯はうどんにメニュー変更し試してみること，苦手な食べ物に対する心の準備の方法について考えていきます。日記を用いることで，治療や症状についての記録から困難を感じやすいポイントを分析できるだけでなく，Fさんが抱く食事療法への不安や葛藤などを表出する機会となっています（p.130，表1）。

#2：自己肯定感を高められるように，できていることを共有し，一緒に振り返る

　Fさんのこれまでの成功経験や自身の性格について振り返ったり，今努力していることを肯定的にフィードバックし，認識できていない長所を褒めることで，Fさんが自己価値を認識できるように援助しました。Fさんは自分の強みを5つ書き出すことができ，「できないことばかりを気にしていたけど，意外と自分の良い面ってあるんですね」と述べました。今後も，看護師よりできていることを積極的に伝え，Fさんの肯定的な表出や自己承認を支援していきます。

#3：食事に対する強いストレスやつらい気持ち，不安による過活動や，嘔吐，自傷行為をしたい気持ちを表出できるよう取り組む

　話しにくい話題にも丁寧にかかわることで，Fさんから「…土日，運動しちゃいました。…体重増やしたいし動いちゃいけないのもわかってるんだけど…，ご飯前になんか動きたくなっちゃって」と話してくれました。その理由について聞くと，「うーん…」と言葉に詰まる様子を見せ，沈黙の後，「ご飯の量が多くて…，次のご飯のときもまだお腹が張ってる気がする。献立も揚げ物だったし…」とゆっくり述べました。看護師はFさんが気持ちを話してくれたことに感謝し，「それはつらかったですね。食べる前に前回の食事が消化されていない気がして，お腹が苦しいんですね。特に揚げ物とか，食事の内容に抵抗が大きいときに症状が強くなるんですね」と，Fさんの言葉を言い換えたり，補ったりしながら共感を示しました。Fさんは，看護師の目を見て「そうなんです」と答えました。共感的，支持的に問いかけ，かかわることで，徐々にFさんから気持ちを表出することが増えてきています。プランを継続し，今後つらい状況にあるときは，その時点でナースコールを押して看護師を呼び，伝えることができるように支援していくこととしました。

　その後Fさんは，心理面談のなかで臨床心理士から「食前にトイレを済ませ，食後はト

イレに行かないことで，食後の嘔吐を防ぐ」ことを提案され取り組むこととなったため，看護師もこの方法をサポートすることとしました。看護計画として新たに＃4を立案し，食後の嘔吐や過活動への具体的な対処方法について，Fさんとともに考えていく予定です。

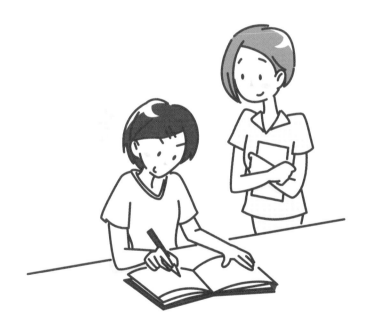

表 1　F さんと看護師が交わした日記の一部

9　月　21　日　火　曜日

食事の内容と気持ちの記録 (1,600kcal)

時間	食べたもの	食事前後や食事中の気持ち・様子
7：30 朝食	スイートロール・ココアロール，イタリアンサラダ，フレンチドレッシング，パイン，牛乳	サラダのドレッシングをお箸で絞って，注意されてしまった。25 分くらいかかったが，完食した。
12：00 昼食	米飯，鶏肉南部焼き・アスパラ・パプリカ，ポテトたらこマヨ和え，ヤクルト	周りの食事が気になってソワソワしたけど，なるべく周りを見ないようにして，時間内に完食できてよかった。食べた後に運動をしたくなった。
18：00 夕食	米飯，てんぷら(エビ・イカ・ししとうがらし・椎茸)，てんつゆ，レタスサラダ，和風ドレッシング，焼き長芋，オレンジ	食後，お腹が張って苦しい感じがして，トイレで吐いてしまった。

考えたこと，わかったこと，伝えたいことなど

- ・この前の土日は揚げ物が出るとわかって，食前にたくさん動いてしまったけれど，今日は焼き物やてんぷらなどの脂っこいメニューを気にしないように勉強をしたり，看護師さんが来てくれて，動かずに過ごすことができた。
- ・夕食後はお腹が苦しくて，不安になって，太ってしまった気がしてトイレで吐いてしまった。吐いたことは看護師さんに伝えた。
- ・苦手な食べ物があるときは，事前に心の準備ができるようになるとよいと思った。

看護師より

- ・食べることへの不安が強くても，頑張って時間内に完食できましたね。吐いてしまったことを伝えてくれて嬉しかったです。お腹の苦しさや不安など，F さんの気持ちがとてもよくわかりました。食事の後，つらかったですね。今後どうしたらよいのか，一緒に考えていきましょう。
- ・今日は食事の量やカロリーが増えました。看護師と一緒に考えた「気になっても周りを見ないで食べる」ことに取り組んでくれて，時間内に食べ終わることができたのはすごいことだと思います。今後も F さんにあった方法を，看護師も一緒に考えていきたいと思います。

アセスメント様式と
コプロダクション計画シート

氏名：　　　　　　　　年齢：　　　　　　　　性別：

入院日：　　　　　　日　　入院回数：　　　回目　　現在の入院形態：

現在の行動制限：

主治医：　　　　　　　　　　　　　　　担当看護師：

担当精神保健福祉士：　　　　　　　　　担当作業療法士：

最新アセスメント日：

精神科診断名：

主訴・主症状：

治療方針：

身体合併症の既往歴：

生育歴：

現病歴：

今回の入院に至った経緯：

希望とストレングス

希望：

強みや役に立つ経験：

身体所見・検査所見

身体所見：

検査所見（血液検査・画像検査）：

心理検査所見：

精神症状のアセスメント

（①外観 ②意識 ③記憶 ④認知 ⑤感情 ⑥意欲 ⑦思考 ⑧知覚 ⑨自我）

情報	アセスメント

資料

134

薬物療法

薬剤名・規格単位	1日量・使用時点	処方の目的	留意すべき副作用

心理・社会的療法

療法・プログラム名	目的	スケジュール	経過・状況

生物学的アセスメント（まとめ）：

心理学的アセスメント
　（①認知と行動　②不安と防衛機制　③喪失と悲嘆　④発達段階　⑤障がい受容）

心理学的アセスメント（まとめ）：

経済状態

健康保険：　　　（X－　年受給開始）　　介護保険：（介護度　　　　　　）
自立支援医療（精神通院）：　　　　　　　障害年金：なし・あり（　　　級）
精神障害者保健福祉手帳：なし・あり（　　　級）
主な収入源：

社会資源（フォーマル・インフォーマル）

入院前に利用していた社会資源と利用状況：

本人を支えているインフォーマルな資源：

家族背景・人間関係

家族の支援体制・希望：

家族の疾病理解・障がい受容：

家族以外のキーパーソン：

ジェノグラム・エコマップ

社会学的アセスメント（まとめ）：

セルフケアアセスメント（①空気・水・食物　②排泄　③個人衛生）

情報	アセスメントと看護の方向性

資料

セルフケアアセスメント （④活動と休息のバランス　⑤孤独とつきあいのバランス）

情報	アセスメントと看護の方向性

セルフケアアセスメント（⑥安全を保つ能力　⑦病気とのつきあい）

情報	アセスメントと看護の方向性

全体像

コプロダクション計画／看護計画リスト

| #1： |
| #2： |
| #3： |
| #4： |

#
希望： ストレングス：
長期目標：
短期目標： ・ ・ ・

○○さんが取り組むこと	看護師が取り組むこと

資料

○○さんが取り組むこと	看護師が取り組むこと

評価・修正

#

希望： ストレングス：

長期目標：

短期目標： ・ ・ ・

看護計画	評価・修正

看護計画	評価・修正

索引

編集

木戸芳史（きど・よしふみ）
浜松医科大学医学部看護学科教授

執筆（執筆順）

木戸芳史（きど・よしふみ）　第1章，第2章，第3章はじめに・4
浜松医科大学医学部看護学科教授

関本朋子（せきもと・ともこ）　第3章1
東京有明医療大学看護学部看護学科助教

金田彩（かねた・あや）　第3章2
沼津中央病院看護部

角田秋（つのだ・あき）　第3章3
東京有明医療大学看護学部看護学科教授

桑原杏奈（くわばら・あんな）　第3章4
浜松医科大学医学部附属病院看護部

増田郁美（ますだ・いくみ）　第3章5
浜松医科大学医学部看護学科助教

木戸芳史（きど・よしふみ）

現職

浜松医科大学医学部看護学科教授
一般社団法人日本精神科看護協会業務執行理事／教育認定委員長

略歴

神戸大学医学部保健学科看護学専攻卒。精神科病棟の看護師として勤務した後，東京大学大学院医学系研究科健康科学・看護学専攻の修士課程及び博士課程を修了，博士（保健学）。聖路加国際大学の助教，三重県立看護大学の准教授を経て，2019年度より現職。

著書

（編集書籍）
• 看護判断のための気づきとアセスメント　精神看護
　吉川隆博・木戸芳史＝編集
　2021年12月刊行，中央法規出版
（分担執筆）
• ストレングスからみた 精神看護過程＋全体関連図，ストレングス・マッピングシート
　萱間真美＝編集，林直樹＝編集協力
　2021年12月刊行，医学書院
• 系統看護学講座 別巻　精神保健福祉 第4版
　末安民生＝著者代表
　2022年2月刊行，医学書院
• 看護学テキスト NiCE　精神看護学 II 地域・臨床で活かすケア　改訂第3版
　萱間真美・稲垣中＝編集
　2022年1月刊行，南江堂

など多数

クライエントとともに創る　コプロダクション型精神看護過程
──基礎知識・事例&計画シートで実践に活かす

2023年9月1日　発行

編　　著　　　　　木戸芳史
発 行 者　　　　　荘村明彦
発 行 所　　　　　中央法規出版株式会社
　　　　　　　　　〒110-0016 東京都台東区台東 3-29-1 中央法規ビル
　　　　　　　　　TEL 03-6387-3196
　　　　　　　　　https://www.chuohoki.co.jp/

装幀・本文デザイン　　大下賢一郎
印刷・製本　　　　　　日本ハイコム株式会社

ISBN 978-4-8058-8937-4